NEW HORIZONS FOR CANADA'S CHILDREN

HORIZONS NOUVEAUX POUR LES ENFANTS DU CANADA

T0339303

HORIZONS NOUVEAUX POUR LES ENFANTS DU CANADA

Délibérations de la première

Conférence Canadienne de l'Enfance

STE-ADELE ET
STE-MARGUERITE

2-6 OCTOBRE, 1960

NEW HORIZONS FOR
CANADA'S CHILDREN

Proceedings of the first

Canadian Conference on Children

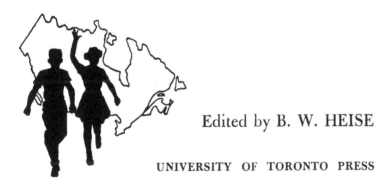

Edited by B. W. HEISE

UNIVERSITY OF TORONTO PRESS

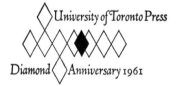

University of Toronto Press

Diamond Anniversary 1961

Foreword

THOSE WHO ARE RESPONSIBLE for putting together conference proceedings always face a problem—what will be included and what will be left out? During the first Canadian Conference on Children there were, undoubtedly, many comments and statements made during group discussions which would be very valuable additions to a permanent record. The same could be said of the panel discussions. However, no detailed record of these was kept. Instead, for these Proceedings, each project group made a summary of its discussions. Very adequate summaries of other group discussions and of the whole conference were given on the last day of the conference by Monsignor Irénée Lussier, Rector of the University of Montreal; Dr. Norman A. MacKenzie, President of the University of British Columbia; Dr. Murray G. Ross, President of York University; and by Sir Geoffrey Vickers, V.C., Chairman of the Research Committee of the British Mental Health Research Fund. The summaries and statements, together with the formal speeches which have been reviewed and edited by the speakers, make up the main portion of these Proceedings.

It would be impossible to thank individually everyone who worked to make the Conference possible. To those dedicated members of national and provincial committees and the small army who assisted in the financial campaign the conference owes a very special debt of gratitude.

Special thanks go to Mr. J. Grant Glassco and Mr. John Molson for organizing and directing the financial campaign; to the Canadian Broadcasting Corporation for making tapes available for transcription purposes; to the speakers for the very onerous task of editing their speeches; to the newspapers and other mass media of information for their splendid support and coverage of the Conference; to Mr. Albert St. Jean of the Canadian Education Association for the French translation of these proceedings; and to the staff, Mr. B. W. Heise, Co-ordinator, and his secretary, Mrs. Lucile Black.

The Conference is particularly indebted to the Project Directors who spent long hours drafting questionnaires, obtaining answers, and putting the information together into the final reports.

Of course all the effort to produce the Project Reports, to organize and conduct the Conference would have been impossible without the financial assistance received from the many individuals, businesses, and labour organizations. The successful results of the first venture of this kind in Canada will, we trust, amply repay them for their very necessary support and encouragement.

Toronto   KEITH S. ARMSTRONG, PH.D.
February, 1961   Secretary

Avant-propos

LES PERSONNES CHARGÉES de coordonner les délibérations d'un congrès ont toujours à faire face à une difficulté : que faut-il conserver ? et que faut-il laisser de côté ? Sans aucun doute, il y a eu au cours de la première Conférence canadienne de l'Enfance beaucoup de considérations de grande valeur et d'exposés faits aux comités d'étude qui constitueraient des apports importants à un dossier d'un caractère permanent. On pourrait en dire autant des discussions sous forme de panels, dont on n'a conservé aucun rapport. Au lieu de cela, chacun des groupes a rédigé un résumé des discussions de son comité, pour les délibérations. Des résumés très exacts des autres comités d'étude et de toute la Conférence furent présentés le dernier jour du congrès par Monseigneur Irénée Lussier, recteur de l'université de Montréal; par le docteur Norman A. MacKenzie, président de l'université de la Colombie britannique; par le docteur Murray G. Ross, président de l'université York et par Sir Geoffrey Vickers, V.C., président du Comité des Recherches du Fonds de Recherches de l'Hygiène mentale de la Grande-Bretagne. Les résumés et les exposés, ainsi que les discours officiels qui ont été résumés et mis à point par les orateurs eux-mêmes, forment la partie principale des délibérations.

Il nous serait impossible de remercier individuellement chacun de ceux qui ont travaillé à mettre sur pied cette Conférence. A tous ces membres dévoués des comités national et provinciaux ainsi qu'à la petite armée de ceux qui ont aidé à recueillir les fonds nécessaires, la Conférence tient à exprimer sa vive gratitude.

Nous exprimons nos remerciements spéciaux à M. J. Grant Glassco et à M. John Molson en charge de l'organisation et de la direction de la campagne de souscription; à la Société Radio-Canada qui a fourni gracieusement les bandes enregistreuses et s'est occupée de leur transcription; aux orateurs qui ont accepté la tâche onéreuse de rédiger leurs discours; aux journaux et autres moyens de communication de masse pour leur splendide appui à publier les compte-rendus de la Conférence; à M. Albert Saint-Jean, de l'Association canadienne d'Education qui a fait la traduction française des délibérations et au personnel, à M. B. W. Heise, officier de liaison, et à sa secrétaire, Mme Lucile Black.

La Conférence a une dette particulière de reconnaissance envers les directeurs de projets, pour les longues heures consacrées à rédiger les questionnaires, à classifier les réponses et à compiler les rapports définitifs sur les renseignements obtenus.

Il est clair que tous les efforts mis à compléter les rapports sur les projets, à organiser et à diriger la Conférence n'auraient jamais abouti à quoi que ce soit sans l'aide financière reçue d'un grand nombre de personnes, de firmes commerciales et d'organisations ouvrières. Les bons résultats obtenus dans la première entreprise de ce genre au Canada, nous en avons la conviction, leur seront comme une reconnaissance de leur appui et de leur encouragement indispensables.

Toronto   KEITH S. ARMSTRONG, PH.D.
Février 1961   Secrétaire

Contents

FOREWORD   v

INTRODUCTION   xi

OPENING REMARKS
    J. Waldo Monteith   xiii
    Emilien Lafrance   xix

ADDRESSES   1
    What Do We Owe the Children *Geoffrey Vickers*   3
    Children in Canada — Present and
        Past   *Kaspar D. Naegele*   18
    A Cross-Cultural View of the Child and
        the Family   *Otto Klineberg*   30

PROJECT DISCUSSION GROUPS   93

GROUP SESSIONS: SUMMARIES   117
    Chairman's Remarks   *Samuel R. Laycock*   119
    The Early Years   *Murray G. Ross*   120
    The Middle Years   *Irénée Lussier*   128
    The Transition Years   *Norman A. M. MacKenzie*   135

CLOSING ADDRESS   *Geoffrey Vickers*   159

APPENDIXES   177

Table des Matières

AVANT-PROPOS   vii

INTRODUCTION   xii

ALLOCUTIONS PRONONCÉE PAR

    J. Waldo Monteith   xvi

    Emilien Lafrance   xxi

DISCOURS   45

    Ce que nous devons aux Enfants
                         Geoffrey Vickers   45

    Les Enfants au Canada — étude sur le présent
       et le passé   *Kaspar D. Naegele*   62

    Perspective générale sur la culture de l'enfant
       et de la famille   *Otto Klineberg*   76

COMITÉS DE PROJETS   105

SÉANCES DES GROUPES: RÉSUMÉS   138

    Allocution du président   *Samuel R. Laycock* 138

    Le Jeune Age   *Murray G. Ross* 139

    L'Age Moyen   *Irénée Lussier* 148

    L'Adolescence   *Norman A. M. MacKenzie* 155

DISCOURS DE CLÔTURE   *Geoffrey Vickers* 168

APPENDICES   177

Introduction

THE FIRST Canadian Conference on Children which was held at Ste Adèle and Ste Marguerite, Quebec, from October second to sixth 1960, was the culmination of years of planning and of three years' specific study of projects which dealt with existing programmes for children in Canada.

The Conference delegates were drawn from two sources. Each province chose individuals who had been members of the provincial committee or had contributed to the study projects. Some individuals were chosen in provinces because of their strategic position and their ability to contribute to the Conference or interpret the results of the Conference to an important part of their community. Delegates were also chosen by national organizations known as co-operating organizations who had endorsed the Conference. In some instances these organizations had assisted with the project studies; in other cases they had submitted briefs relating to the particular aspect of child health, welfare, or education in which they were interested.

To ensure that all delegates could participate to the greatest degree the programme of the Conference was divided into three main sections: plenary sessions, group discussion of projects, and group discussion of children under three headings: (a) the early years, (b) the middle years, and (c) the transition years. Each of these latter groups was divided into sub-groups to discuss the Home, the School, and the Community.

However comprehensive or limited Proceedings may be, one thing they cannot do adequately is to provide an interpretation of the spirit of the participants. One of the objectives of the Conference was "to provide a medium for the better understanding among those engaged in children's work." That everyone present felt the spirit of enthusiasm with which this objective was accomplished was undoubtedly one of the highlights of this the first Canadian Conference on Children.

EDITORIAL COMMITTEE

Introduction

LA PREMIÈRE Conférence canadienne de l'Enfance, tenue à Sainte-Adèle et à Sainte-Marguerite, dans la Province de Québec, du deux au six octobre 1960, fut le point culminant de longues années de préparation et de trois années d'études spécifiques de projets qui correspondaient à des programmes déjà établis pour les enfants au Canada.

Les délégués à la Conférence furent recrutés à deux sources, chaque province choisissant les personnes qui avaient été membres des comités provinciaux ou qui avaient contribué aux projets d'étude. Dans plusieurs provinces, on a choisi les délégués à cause des positions stratégiques qu'ils détiennent qui les rendent plus aptes à contribuer à la Conférence ou à en exposer les résultats à une large partie de leur communauté. On a choisi également des délégués au sein des organisations nationales connues sous le nom d'organisations affiliées. Celles-ci avaient appuyé la Conférence et, à plusieurs reprises, avaient fourni leur aide aux projets d'étude. En d'autres occasions, elles avaient soumis des exposés traitant de l'aspect particulier de la santé de l'enfant, du bien-être ou de l'enseignement auxquels elles étaient intéressés.

Afin de s'assurer que tous les délégués pourraient participer au plus haut degré, le programme de la Conférence fut divisé en trois sections principales : les séances générales, les comités de projets d'études et des comités d'étude sur l'enfant classés sous trois chefs : (a) le jeune âge, (b) l'âge moyen et (c) l'âge de transition. Chacun de ces derniers groupes fut divisé en trois sous-groupes dans le but d'accorder une attention spéciale à la famille, à l'école et à la communauté.

Que les délibérations soient très complètes ou abrégées, il y a une chose qu'elles ne peuvent pas faire avec grande exactitude, c'est de donner une interprétation de l'esprit des participants. L'un des objectifs de la Conférence a été de fournir un moyen favorable à une meilleure compréhension aux personnes engagées dans la formation des enfants. On peut dire sans aucun doute que l'un des traits saillants de cette première Conférence canadienne a été que chaque personne présente sentait l'esprit d'enthousiasme avec lequel cet objectif a été accompli.

LE COMITÉ DE RÉDACTION

OPENING REMARKS

The Honourable J. Waldo Monteith, F.C.A.
MINISTER OF NATIONAL HEALTH AND WELFARE

IT GIVES ME GREAT PLEASURE to bring to this Canadian Conference on Children the warm greetings and best wishes of my colleagues in the Dominion Government and of the Department of National Health and Welfare.

This meeting, I believe, is unique in the history of Canada in that it draws together for the first time on a formal basis representatives of a wide variety of professions as well as of local, provincial, and national organizations concerned with the well-being of children. It has also been brought about solely by voluntary effort which, to my mind, gives it special value and meaning in an era in which more and more emphasis is being given to action by government. When these features are coupled with the fact that several years of study have gone into its preparation, and that its over-all purpose is the strengthening of Canada's greatest asset, the full importance of this Conference becomes clear.

I suppose there are few groups in the country that receive more attention from more people than do our children. Parents, of course, have the primary interest and I am happy to see that they are represented in this Conference. Next come professional and voluntary organizations, and here again we note the participation in these meetings of representatives of health, social work, education, rehabilitation, labour, home and school, and other groups. Finally, there is the active concern exhibited by governments at all levels—local, provincial, and federal. And as I am sure Mr. Lafrance will also tell you, we, in government, take the problems of Canadian children very seriously indeed. We stand ready at all times to do everything possible towards promoting their health, their well being, and their over-all development.

As an indication of the Dominion Government's interest in our citizens of the future, I would cite the fact that last year we spent over half a billion dollars in programmes directly related to the younger generation. The major portion of these expenditures was, of course, taken up by family allowances which now benefit more than six million children throughout the country. A sizeable portion, however, went for other purposes such as university grants, health grants, and the Queen Elizabeth Fund for paediatric research. To place these expenditures in perspective, I might point out that they came close to equalling one-half of my Department's total budget for 1959-60.

What has motivated us as a nation in these broad efforts on behalf of children? First of all there has been the matter of ensuring survival. Active steps have been taken to reduce infant mortality and in the last thirty years this has fallen substantially—from 99 per thousand live births in 1921-5 to 28 in 1959. Further, an all-out attack has been made on communicable diseases which once took a heavy toll of children in their formative years. Here our success has been even more striking than in the case of infant mortality. The introduction of the Salk polio vaccine is a recent case in point.

Ensuring survival is, however, only the first step. Equally important is the need to provide full opportunities for children who are born with, or acquire, handicaps. Here, we have seen a drastic shift in approach. Ten or twenty years ago the emphasis tended to be on the handicap—on placing disabled children in institutions dedicated to the care of their disability. Today our whole philosophy has changed. Now we concentrate not so much on the handicap as on the child's other assets. Our aim is to exploit fully these assets—to help the handicapped child make the most of his remaining abilities for his own satisfaction as well as for the welfare of society as a whole.

Health, of course, is only one side of the picture. Also of vital importance is the kind of environment in which children grow up. While it is more difficult to measure results in this area, I think there can be little doubt that considerable progress has been made in providing more adequate economic, social, and educational opportunities that will allow Canadian children to develop fully their bodies, minds, personalities, and talents.

These are basic principles underlying children's work in Canada. I believe they will continue to be valid guides in the future, but they are not the last word. As this Conference itself demonstrates, we are becoming more and more aware of the need for regarding the various aspects of child care not as separate entities but rather as interrelated parts of a whole. We are realizing more fully that children are not affected solely by this or that influence acting independently and requiring a separate response. They are affected by a whole gamut of influences which are complementary and which require a total response. This being so, if we are to meet the needs of children adequately and realistically, these interrelationships must be mirrored in the care provided whether by parents themselves, community agencies, or governments.

Which brings me to the final point I would like to make this evening. From time immemorial, parents have set themselves the task of giving their children a better chance in life than they enjoyed. This is a natural and praiseworthy impulse which has led to much human progress and achievement. But is it enough in the context of the new age which is now upon us? In the face of the tremendous challenges of the sixties, should we not do more? Should we not, in fact, see to it that our children have full scope for acquiring the knowledge, maturity, and wisdom they will need in their future role as citizens of the world? Indeed, I am sure I voice the aspirations of everyone here tonight when I say that this is the ultimate goal towards which all our efforts on behalf of the children of Canada should be directed.

L'Honorable J. Waldo Monteith, F.C.A.

MINISTRE DE LA SANTE NATIONALE ET DU BIEN-ETRE SOCIAL

J'AI LE GRAND PLAISIR d'apporter à cette Conférence canadienne de l'Enfance les plus chaleureux hommages et les meilleurs voeux de mes collègues du Gouvernement du Canada et du ministère de la Santé nationale et du Bien-être social.

Cette réunion est, je crois, unique dans l'histoire du Canada en ce sens que, pour la première fois, elle réunit officiellement des représentants de multiples disciplines et d'organismes locaux, provinciaux et nationaux, tous intéressés au bien-être de l'enfance. Par ailleurs, nous la devons uniquement aux efforts bénévoles ce qui, à mon sens, en augmente encore la valeur et la portée dans un domaine où l'intervention du gouvernement est de plus en plus mise en relief. Ces caractères, associés au fait que des années d'étude ont été consacrées à sa préparation et, surtout, que son but est de sauvegarder et de fortifier la plus grande et noble de nos ressources, nous permettent d'en apprécier l'importance.

Je suis convaincu qu'il est peu de groupes au pays qui attirent plus l'attention d'un plus grand nombre de gens que ne le font nos enfants. Naturellement, les parents sont les principaux intéressés et je vois avec plaisir qu'ils sont représentés aujourd'hui. Ensuite, nous pouvons compter sur l'intérêt des organismes professionnels et bénévoles et, ici encore, nous voyons des représentants dans les domaines de la santé, du service social, de l'éducation, de la réadaptation, du travail, des associations de parents et d'instituteurs, et d'autres groupes. Enfin, il y a lieu de noter aussi l'intérêt sincère des gouvernements à tous les échelons, local, provincial et fédéral. M. Lafrance vous dira aussi, je suis sûr, que nous du gouvernement prenons vraiment fort au sérieux tout ce qui touche les enfants. Nous sommes prêts en tout temps à faire tout ce qui est possible, afin de promouvoir leur santé, leur bien-être et leur développement en général.

A preuve de l'intérêt porté par le gouvernement fédéral à nos citoyens de demain, permettez-moi de signaler que, l'année dernière, nous avons versé près d'un demi-milliard de dollars aux programmes qui concernent directement la jeune génération. Il va de soi que la majeure partie de cette somme a été versée en allocations familiales, dont bénéficient actuellement plus de six millions d'enfants dans notre pays. Mais une somme impressionnante a aussi été affectée à d'autres fins, telles les subventions aux universités, les subventions à l'hygiène et la Caisse de la Reine Élisabeth pour la recherche en pédiatrie. Pour placer ces versements en perspective, je pourrais ajouter que ces sommes représentent, au total, près de la moitié du budget de mon Ministère pour l'année 1959-60.

Comme nation, dans quel but nous sommes-nous tant intéressés aux problèmes de l'enfance ? Au premier chef s'inscrit tout d'abord la question de survivance. Aussi avons-nous beaucoup travaillé à réduire la mortalité infantile. Celle-ci s'est abaissée remarquablement au cours des trente dernières années : de 99 par 1,000 naissances vivantes qu'elle était de 1921 à 1925, elle est tombée à 28 en 1959. Nous avons aussi entrepris une lutte à fond contre les maladies contagieuses, auxquelles les enfants payaient un si lourd tribut autrefois. Ici, nous avons réussi encore mieux qu'en matière de mortalité infantile. L'avènement tout récent du vaccin Salk en est un bon exemple.

Mais assurer la survivance n'est qu'un premier pas. Il n'est guère moins important de fournir, aux enfants nés handicapés et à ceux qui le deviennent plus tard, toutes les occasions possibles de se développer. L'attitude générale a fait volte-face dans ce domaine. Il y a vingt ou même dix ans, on s'occupait plutôt du handicap même, c'est-à-dire que l'on cherchait à placer ces enfants dans des institutions spécialisées pour soigner ces formes d'invalidité. Aujourd'hui, notre attitude est tout autre. Au lieu de concentrer notre attention sur le handicap, nous la portons plutôt sur les autres talents de l'enfant. Nous nous efforçons de l'aider à tirer tout le parti possible de ses talents et qualités, tant pour sa propre satisfaction que pour le bien général de la société.

Bien entendu, la santé n'est qu'un aspect de la question. L'ambiance dans laquelle l'enfant est appelé à se développer est d'une importance non moins vitale. Quoique les résultats soient plus difficiles à évaluer dans ce domaine, je crois que nous avons réalisé des progrès considérables, par exemple, en fournissant des avantages économiques, sociaux et éducatifs qui répondent mieux aux besoins de l'enfance et permettront aux enfants du Canada de se développer pleinement, non seulement dans leur corps, mais aussi dans leur intelligence, leurs talents et leur personnalité.

Voilà donc les principes qui inspirent au Canada tous les travaux relatifs à l'enfance. Je crois qu'ils pourront encore nous servir de guides dans l'avenir. Mais ce n'est pas là le dernier mot. Comme le témoigne cette Conférence sur l'enfance, nous nous rendons compte de plus en plus que les divers aspects des soins donnés à l'enfant ne sont pas nettement délimités, mais plutôt reliés les uns aux autres en un tout bien intégré. Nous voyons mieux que les enfants ne subissent pas uniquement telle ou telle influence, qui agit indépendamment et provoque une réaction particulière. Au contraire, ils sont soumis à l'influence de toute une gamme de forces complémentaires, qui suscitent une réaction globale. Par conséquent, si nous voulons répondre à leurs besoins d'une façon réaliste et satisfaisante, toutes ces interrelations doivent se refléter sur les soins fournis à l'enfant, soit par les parents eux-mêmes, soit par les agences locales ou les gouvernements.

Ce qui m'amène au dernier point que je voulais signaler ce soir. De temps immémorial, les parents se sont fait un devoir de donner à leurs enfants une meilleure préparation à la vie qu'ils n'avaient reçue eux-mêmes. Ce désir, légitime et louable, a été la source de beaucoup de réalisations et de progrès dans le monde. Mais à l'époque nouvelle qui s'ouvre devant nous, pourra-t-il suffire encore ? En face des prévisions de notre prochaine décade, ne devrions-nous pas faire davantage ? En fait, ne devrions-nous pas prendre les mesures nécessaires pour que nos enfants aient tous l'occasion d'acquérir les connaissances, la maturité et la sagesse dont ils auront besoin dans leur rôle futur de citoyens du monde ? En effet, je suis convaincu d'exprimer les aspirations de toutes les personnes présentes ici ce soir, en disant que tous nos efforts entrepris aujourd'hui pour les enfants du Canada doivent tendre vers ce but ultime.

The Honourable Emilien Lafrance

MINISTER OF SOCIAL WELFARE, PROVINCE OF QUEBEC

I AM VERY PLEASED, as Minister of the Department of Welfare and of the Family, and as a representative of the Provincial Government of Quebec, to take part at this opening session of the Canadian Conference on Children, and to welcome the distinguished representatives of other provinces, and all those taking part in this Conference.

May I, first of all, congratulate those responsible for these meetings, which furnish us with the opportunity to exchange opinions and information. In fact, these meetings serve as a clearing-house. It is a marvellous way of dealing with these questions as it induces those taking part to double their efforts to reach their goal, each one in his own field.

The future of youth has been of paramount importance to the Government of the Province of Quebec, and, as evidence, I may mention:

(a) the reorganization of reform schools on the basis of protection schools, under the Protection Schools Act of 1950;

(b) the organization of meetings to study the Protection Schools Act;

(c) the formation of an interdepartmental committee on childhood;

(d) the publication of a book containing the different legislations on the protection of childhood;

(e) several amendments to the following Acts: Adoption Act, Youth Protection Act, Needy Mothers' Assistance Act, Education Act, and Public Assistance Act;

(f) the policy of specializing institutions;

(g) the policy of constructing buildings better adapted to the needs of the children who require special protection: the blind, the deaf and mute, the juvenile delinquents.

We shall publish shortly a code of childhood and family and we hope to pursue further studies which will enable us to see our position clearly. These findings will be used as a basis to adapt legislation to the rhythm of modern life. In this way, we hope to maintain and develop our co-operation with all those employed in this vast field of children's work.

Under the Administration Plan, the Province has united in the one department all the large services dealing with the protection of childhood. This integration makes it easier to deal with the social problems of the present time. The organization of these services, formed of specialists and experienced professionals, social workers, psychologists, pedagogues, law men, was our great concern. To assist them, we are presently organizing a research board. We thus hope to be able to co-operate to the fullest extent with the various organizations who are working in the field of child welfare.

ALLOCUTION PRONONCEE PAR

L'Honorable Emilien Lafrance
MINISTRE DU BIEN-ETRE SOCIAL, PROVINCE DE QUEBEC

UNE DES GRANDES PRÉOCCUPATIONS du Gouvernement de cette province durant les dernières années fut le sort de l'enfance, à preuve.

(a) La réorganisation des écoles de réforme sur une base plus positive d'écoles de Protection par la loi des Ecoles de Protection;

(b) L'organisation des journées d'étude des Ecoles de Protection;

(c) La création d'un Comité Interdépartemental sur l'enfance;

(d) La publication d'un recueil de lois de protection de l'enfance;

(e) Les amendements nombreux apportés aux lois suivantes : Loi de l'Adoption; Loi de Protection de la Jeunesse; Loi de l'Assistance aux Mères Nécessiteuses; Le Code Scolaire; Loi de l'Assistance Publique.

(f) La politique de spécialisation des institutions;

(g) La politique de construction d'édifices plus adaptés aux besoins des enfants qui ont besoin de protection spéciale : aveugles, sourds-muets, jeunes délinquants.

Nous publierons bientôt un code de l'enfance et de la famille, qui est en préparation, et nous espérons pousser avant des études qui nous permettront de faire le point. Leurs données nous serviront de base pour faire évoluer la législation au rythme de la vie moderne. Nous espérons ainsi maintenir et développer le dialogue avec tous ceux qui oeuvrent dans ce vaste champ de l'enfance.

Sur le plan administratif, la province a groupé à l'intérieur d'un même ministère tous les grands services de protection de l'enfance. Cette intégration permet de voir mieux les problèmes sociaux de l'heure présente. Grande fût aussi notre préoccupation de pourvoir ces services de spécialistes et de professionnels d'expérience, travailleurs sociaux, psychologues pédagogues, hommes de loi. Pour leur prêter main forte, nous organisons présentement un bureau d'étude et de documentation. Nous espérons ainsi apporter notre entière collaboration à ce mouvement qui s'organise en faveur de notre enfance.

Dire qu'il est important pour l'Etat de s'occuper de l'enfance pourrait à l'heure présente paraître une vérité de la Palice. En effet, si l'on examine le droit statutaire de cette province, une trentaine de lois traitent de ce sujet : hygiène prénatale, hygiène maternelle et infantile, protection de l'enfant sans famille, protection de l'enfant au travail, protection de l'enfant en danger moral et physique. Tels sont les grands secteurs couverts à l'heure présente. Il est important que l'Etat s'occupe encore plus de l'enfance pour coordonner ces mesures et leur imprimer l'élan souhaité par la communauté.

A l'heure présente se pose la question assez importante de savoir quelle sera la doctrine qui servira de base à notre action. Baserons-nous notre système de protection de l'enfance sur la famille ? Educateurs, sociologues, travailleurs sociaux et autres spécialistes nous répètent que le milieu naturel de l'enfant est la famille. Je crois qu'il nous faudra apporter une attention toute spéciale à cette question fondamentale, car elle se posera d'une façon plus précise quand nos lois seront revisées pour la rédaction d'un code de l'enfance.

L'intervention de l'Etat à l'heure présente est aussi nécessaire comme agent propulseur pour aider et encourager les initiatives heureuses d'oeuvres privées qui ont découvert les zones de besoin de l'enfance de chez-nous et qui ont tenté d'y porter remède.

Nous voyons avec satisfaction des comités de la famille et de l'enfance s'organiser au niveau des conseils d'oeuvres pour fins d'étude et de planisme social.

Il nous fera plaisir de recevoir leurs suggestions pour le renouveau de la protection de l'enfance. Les lois dans ce domaine reflèteront dans un avenir pas trop éloigné, nous le souhaitons, nos attitudes, notre mentalité et aussi nos méthodes d'action renouvelées.

Notre plus bel héritage, notre véritable richesse, l'enfance, sera ainsi mieux protégée, car nous aurons fait appel aussi bien à nos meilleures sources d'inspiration — nos études basées sur les derniers développements de la science — notre esprit chrétien qui nous fait voir ces questions dans leur véritable perspective.

Nous serons ainsi mieux outillés pour donner plus grande efficacité à nos techniques. Nous serons plus en mesure d'aider l'enfant à façonner chez-lui cette image d'homme qui le fasse ressembler à son Créateur.

Ces préoccupations qui doivent être nôtres, nous aideront à créer cette harmonie des buts et objectifs qui doit animer tout système de protection qui se veut *humain* dans le sens le plus profond du terme.

L'avenir de l'enfant est le destin de l'humanité; ce destin s'étale aussi bien sur le plan temporel que sur le plan éternel. Et nous ne pouvons pas, je crois, penser à l'un sans nous préoccuper de l'autre.

ADDRESSES

DISCOURS

What Do We Owe the Children

SIR GEOFFREY VICKERS, V.C.

*Chairman, Research Committee of the British Mental Health
Research Fund*

THIS IS, I UNDERSTAND, the first occasion on which all organizations
concerned with the welfare of children in Canada have been invited
to confer together. The goals of the meeting have been defined for us
in the programme; they are practical and important. But, when we
begin to reflect on them, they raise more fundamental questions.

Within a few decades, whatever we do, today's babies will man the
adult world; they will have taken over, changed, discarded, or en-
larged the whole body of our knowledge, habits, attitudes, skills, and
institutions. How does this stupendous transition occur? What can we
do to influence it? What should we do to influence it? I think it may
be useful at this opening session to ask ourselves these questions, if
only to renew our sense of wonder and to give precision to our sense
of responsibility. That, at all events, is what I have been led to do in
trying to answer the question which forms the title to this paper; and
with all diffidence I offer you the results.

II

If all the activities which you represent were swept away, even if
none of them had ever come into existence, Canadian babies would
still grow into Canadian men and women. All the work of educators,
doctors, and nurses, all the planning of parents and politicians is
nothing but the consciously self-directing element in a process largely
unconscious and uncontrolled, an element fitful, weak, and limited, yet
of greater importance than anything else to which we might devote
our energy, money, and time. Whatever we plan and do in any of the
fields represented here is only an intervention in the existing process
of growth and development and is inescapably based on our ideas of
how this process works and how far we can influence it, no less than
on our ideas of the changes we would like to make.

Let us begin, then, by considering the strange process by which fertilized ova become babies and babies become parents. This process is full of contradictions. The child is from the beginning an agent. All this growing and developing is an activity of his; he does it all. His character and his skeleton are equally "drives" of his. Yet he does not and cannot know what he is doing. Happily, each of us has been through this sleep-walking phase; for we could not make head or tail of it, if we could not see it, however imperfectly, from within as well as from without.

Record and inference, not memory and experience, convince me that some 65 years ago I was a bundle of impulse and impotence some twenty inches long, which could shout and suck but which had no idea where it began and ended. Again only record and inference assure me that some five years later I was a sentient, rational, responsive, communicative, but still egocentric child. I can recall some of my ten-year-old past, when I was a pathologically conformist gangster and more of my clueless, adolescent isolation, but I cannot recall even in retrospect why I was so unaware of what I was doing and what was happening to me, so insulated from explanation and advice, so selective in what I noticed, so individual in my response; and at the time this was even more deeply hidden from me than it is now. Moreover, even such account as I can give of myself must be in the language which we have developed, as observers, to describe other children through adult eyes; and this observer language becomes available to us only as the power of introspection develops and can never fully represent action as experienced by the agent.

The stages which I have mentioned are so significant to our study that our programme has been built around them. From one viewpoint they may be distinguished as progressive widenings of the environment — the womb is exchanged for the family, and this opens increasingly into the school and the community. Physiologically, these stages may be distinguished as successive steps in maturation, no less real, if less dramatic, than the events of conception and birth. Psychologically, these stages may be distinguished as stages in the double process of socialization and individuation, which acquires new possibilities, both for progress and for distortion, as the "early years" give place to the "middle years" and these to the "transition years." These stages awaken in me impressions which are hard to reconcile. How much is achieved how early! Yet how much is achieved only late, if at all!

The bundle in the perambulator is awe-inspiring. The achievement produced by a nine-months proliferation of a single cell dwarfs, physiologically, everything which is to come. The latencies of the original cell have already been realized in bone and muscle, nerve and organ, pumping heart and breathing lung. The metabolic cycle is in full swing, the chemical balances are in control. To an extent at which we can barely guess, the possibilities and limitations even of full intellectual and emotional maturity are already implicit in the highly developed central nervous system.

The transition from the new-born to the five-year-old is no less striking. Since Freud, we have been constantly reminded that the psychological ground plan laid down in these years is as crucial, as complete, and almost as irreversible as the ground plan achieved in the womb. And yet – education does not cease at five. In a sense it is only beginning. Only then does the specifically human form of communication by language begin to open its immense perspectives; and only then does the child begin to become able, in however limited a fashion, to "take the role of the other" (in G. H. Mead's fruitful phrase) and thus to enter into the human heritage of understanding and misunderstanding which these achievements make possible. Thus the middle years too have their own possibilities for good and ill. And when they are finished, how much remains to do! I fancy that, in concentrating so much on the earlier years, we may have come to underrate the formative importance of the years of adolescence. I suspect that in this period western – or at least Anglo-Saxon and American–culture is seen at its weakest and worst. I question whether teenage culture would be so distinctive or so hostile in a society which provided adequately for the last stage of growing up.

Our studies this week take us only to the end of what are called the transition years. They leave the child still home-based, we hope, but with one foot in the community in his own right, probably in the adult world of work – say about his sixteenth year. He has passed out of our field of study but he is still a child. Through how many more transitions must he pass before he is rated as mature – if indeed he ever attains that status? When did we finish growing up?

Thus, throughout the years which concern us, the child is developing, through its own physiological and psychological dynamism, in interaction with a widening environment. What will this environment bring and what will the developing organism make of it?

When I recall from the distant past the child of five, the boy of twelve, the young man of eighteen, who in turn bore my name and ask what turned each into the next, I see sequences of events which can be related to each other in various ways. Some of the influences which seem to have been determinative were inescapable for any child growing up in my time and place. Some, vastly significant for me, were fortuitous, in that their significance depended on conjunctions of circumstance which need not have happened to me or to anyone — the friend made, the book read, the experience suffered which, coming when it did, proved crucial. Thus the inevitable and the accidental seem to me points on a continuous scale of probability.

Within this scale, I see another. Of all the formative things that happened to me, some were designed to affect me, directly or indirectly, and some were not. My parents' words and ministrations, directed to me personally; the influence of schools, aimed more broadly at their charges, of whom I was one; even the social policies of governments, which moulded to some extent the environment in which I grew — all these things were designed. Their effect on me may not have been what was intended; it may have been far less than their undesigned effect, as the example of my parents' lives had a greater effect on me than what they said. None the less, I distinguish this element, as designed, from that far larger flux of circumstance which taught me blindly and from which I blindly learned. I distinguish it again not sharply but as one end of a continuous scale. It records the emergence of human initiative as a determinant in human affairs, a determinant no less characteristic when it fails than when it succeeds in achieving its purpose.

I have also to acknowledge another field of initiative — my own. The child learns to organize its experience in a characteristic way and interprets new experience in the light of what has gone before. Increasingly from an early age, the meaning for the child of what happens to it is to be found not in the character of the event or in the intentions of those who designed it, if it was designed, but in the child's own interpretative system, and this too may be changed by the child's own active reflection about it.

Thus I have come to see the process of growth and development as follows. Fundamentally, it is a process of interaction between the developing organism and the changing environment which it encounters, an encounter in which each constantly changes the other. Within this process, I distinguish two fields of human initiative. In the history of each child, one of these fields is a narrowing one, in which its elders decide what experiences it should have; the other a widening one in which it decides what to make of its experiences. These two, again, are most closely connected.

I have laboured to describe this familiar process in order to bring home how complex and obscure it is. It needs to achieve and it usually manages to achieve the two apparently contradictory ends of continuity and change. Each generation must take over the culture in which it is nourished and by which it lives; yet equally, each generation must be able to criticize and change its inherited culture, especially in ways to which its predecessor was blind. So each adult generation needs to use such initiative as it has in such a way as to build up in its successor both the willingness to accept and the power to criticize its heritage — both trust and independent judgment. The resultant, unceasing dialogue lies at the heart not only of the democratic process but of all social life.

III

Our model is still too simple. What we can do about the young is done largely through the institutions of society, in which the power to act is organized — notably through the family, government, business, the churches, and the voluntary organizations, such as are represented here. In so far as we ourselves have a place in these institutions, we can use such power as this gives us and we have the responsibility to use it aright. Apart from this, we have also some power — and hence some responsibility — to influence, activate, and change the policies and, if need be, the structure of these institutions; and many voluntary bodies exist primarily for this purpose. Indeed, to understand the power structure of a modern society, we need to know not merely where the powers to act reside but also the nature and strength of the pressures and influences, whether organized or not, which determine how these powers shall be used.

Thus our initiative can and must be used not only to influence what happens directly to the children but also to mould the institutions through which that influence is exercised. Our responsibility to the children includes responsibility for the institutions in which they grow up and which they will take over.

Consider first the family. Let us face at once the fact that the family does not mean for us what it means for more stable societies or what it meant for our own ancestors until a few generations ago. The family then was a large kin group, acknowledging established mutual obligations and living in close proximity. Children learned from their parents the skills with which they in turn would earn their livings and raise their families, as well as the customs of their society. The tradition thus handed on within the family did not differ widely from that within other families in the community and was reinforced by the institutions of society. By contrast, the family in modern western states is much smaller in numbers and time-span. Its effective adult members are usually limited to the parents, of whom one and often both work, usually away from home, using skills which they do not teach their children, in work which their children do not share or understand or even see.

Clearly, the modern family does not and cannot carry as large a share as its predecessor of the work of cultural transmission. Yet its more important functions remain and are greater in volume and diffi- culty than ever before, partly because these changes have made them harder to perform, partly because of the complexity and changeable- ness of the world into which parents are required to introduce their children, and partly because of the increase in the volume of knowl- edge relative to their task which they are expected to have.

A modern state is thus faced with a dilemma regarding the family. The task of cultural transmission, in the widest sense, with its double demand for continuity and innovation, becomes ever more difficult and more important. The family has an essential, traditional role, which it becomes ever less able to fulfil. Society must either transfer more of the family's responsibilities to other institutions or provide help to the family in one form or another. These are not alternatives; both are being and must be used. But a state which really wishes to ensure that the family shall be fortified rather than displaced can do a great deal to ensure this; and the amount that it actually does is a measure of the importance which it really attaches to this aim.

First, it can support the family with money, time, living space, edu- cation, and specialist advice. The most massive example of the first, especially in Canada, is the system of family allowances. "More time" is supposed to be provided by the ever shortening working week. In my country this reduction tends to be constantly offset by overtime worked and more regular employment, so that the average hours actually worked — even excluding "moonlighting" — scarcely decrease. The need for living space calls for a housing policy which will ensure that parents have room to bring up their children. It calls also for a policy in regard to town planning and land use which will ensure for the children room for play, exercise, and meeting and a fair chance of escaping death on the road. Parent education may be exemplified by the education in child care which ante-natal and post-natal clinics are increasingly providing; thus taking over one family function — the grandmother's — but not intervening in the relation of mother and child. (This function, incidentally, I believe to be of overriding importance, because childbirth is the only occasion which brings parents in touch with professional advice about young children in an atmosphere of health and normality. It is the perfect lead-in for preventive medicine.) What other education in parental responsibility is needed by parents today I will not pause to consider. Specialist advice may be illustrated by home nursing and other domiciliary health services.

Not less important, where society does transfer to other institutions a function of the family, it can do its best to ensure a partnership between the two. The educational services, for example, in my country, have taken over primary responsibility not only for formal and technical education but for part of the child's nutrition and preventive health. To offset this splitting of function, the parent-teacher association is designed to ensure the partnership which school and family need equally, in order that they may pool their knowledge and co-ordinate their skill in the service of their common concern.

Similarly, the hospital services have taken over responsibility for much medical care; but unless they are in touch with the family situation from which their patient came and to which he will return, their efforts may easily be wasted — hence the need for trained social workers to maintain contact between the two.

Partnership is needed no less between the specialist agencies which divide what was once a family responsibility. Much child delinquency, for example, which in simpler societies (if it happened at all) would be dealt with by the family, finds itself with us in the children's court. The partnership required here between the penal services and the social and medical services is close and delicate. The outstanding success of some experiments in which medical and psychiatric referral services have been integrated into the children's court make clear how much is going by default elsewhere.

Thus a new pattern of child care is evolving, a pattern complicated and demanding but full of promise — for any society which is prepared to pay the price of implementing it. It requires, first, two dominating attitudes of mind. The first is the conviction that parenthood is a skilled profession and that those who are most actively practising it, say between the conception of their first child and the late adolescence of their last, are performing a more important function than any other which is likely to be theirs, then or later. The second is the conviction that all specialists are partners and have a duty to seek out and behave as partners to those others, whoever they may be, whose care and skill must be co-ordinated with their own in any particular case, if the interest of the child concerned is to be best served. This formulation, you will notice, will nearly always include the family and will often include other specialist services also.

These convictions are hard to make effective. Specialisms proliferate; and every specialist finds his job easier, if he can pursue it in isolation. We all know that this tendency is dangerous, in that it may mask from all concerned the very viewpoint that all should share — namely, that the child is a whole, and, moreover, a whole extended in time, its moving present ever haunted by the past and the future; its health indivisible; even its wholeness not understandable except as a member of its family. These dangers have been stressed in some of the papers presented to this conference. They are inevitable.

To make effective the alternative pattern of family-centred partnership, we need to develop skills and techniques of liaison which are still rudimentary. We need to recruit and train (and pay) the ancillary professions in the social, educational, and medical fields on a scale which at least in my country we have not yet accepted. We need most of all, perhaps, to create a climate of opinion in which the necessary adjustments will be made wherever they are required. For it is nonsense to build one part of our society on an assumption which some other part of our design makes impossible of fulfilment. We need to do all this, recognizing that it is part of the price we have to pay for living in the kind of society we have made.

Let me illustrate this by quoting from an address recently given by a psychiatrist, who described a system for the treatment of mental illness, involving a day hospital, set among four existing villages, in which the patients are boarded out.[1] "It is part of the regulations leading to admission that patients are accompanied by their relatives . . . who should be able to cook for them, wash their clothes, take them to the hospital in the morning and collect them in the afternoon." Children "are always accompanied by a great number of relatives, usually a mother, an aunt and a sister." You will not be surprised to learn that this leisured community is still "undeveloped" — it is in fact Nigeria. The speaker recorded that, "recent social economic changes . . . have transformed the economy of the homes with attendant disruption and disorganization of the family units. Mothers and other relatives who accompany patients can only stay for a relatively short time and when illness is becoming protracted the relatives cannot afford

[1]T. Adeoye Lambo. *Mental Health at Home and Abroad.* Proceedings of a conference in London, England. National Association for Mental Health, 39 Queen Anne Street, London W.1, 1960.

the financial commitments involved, as they do not as before enjoy the old family solidarity and mutual support."

In Britain and Canada I fear that even this modified pattern would be beyond the resources both of families and of hospitals. Yet by comparison with simpler societies, we should be less pressed by problems of day-to-day living, better equipped to take long views, more disposed to value, for ourselves and our children, the non-utilitarian aspects of life, less restricted in realizing them by shortage of money or time. These dividends seem to come slowly. Perhaps the shareholders have forgotten to expect them. Perhaps the directors encourage them to forget.

IV

It is time for me to answer the question which forms the title to my paper — "What do we owe the children?"

Let me first say a word about the inequality which is necessarily latent in this word "children." It is a biological fact, which is inescapable and should be welcome, that the mixture of genes even by the same parents produces offspring each of which is genetically unique. We have no idea how wide are these genetic differences between us or how far reaching their effects.

When these differences result in gross divergence from a norm universally regarded as good, we call the divergence a defect. Sight is universally regarded as good; so to be born blind is a grievous handicap. Since our culture does not greatly value keenness of sight above a low level, anyone whose sight is sufficient for the normal purposes of life, especially for reading, is classed in this respect as normal; anyone below that norm as handicapped. Excellence in vision may even pass unnoticed. The same is true of the other sense and sensory skills.

When our culture prizes highly some type of ability such as the intellectual capacity measured by our educational system, it recognizes degrees of ability and rates them on an ascending scale. None the less, the minimal ability needed to participate usefully in the educational system remains a threshold dividing the normal from the abnormal — the abnormal being those for whom abnormal provision is needed.

Apart from these differences in excellence, we have diversity. The philosopher, the hero, and the saint are seldom found in the same skin. More precisely, few, if any, of us possess in high degree the equipment of the poet, the research physicist, and the business tycoon; and in so far as we do, we can develop one only at the expense of the others.

Thus, within the omnibus word "children" we comprehend at least three major distinctions: one, is the distinction between normal and abnormal; the second, is the distinction between the more excellent and the less excellent, which we draw in those fields in which our culture values can measure relative achievement; the third, is the distinction between different kinds of excellence — excellences not comparable in themselves, though our culture may value (and reward) them in different degrees.

Whether our sight or our I.Q. is normal or abnormal is determined by what our culture and our institutions expect us to possess. How far being normal we excel in these capacities is determined by a scale reflecting the value which our culture attaches to them. With us, points on the I.Q. scale above the qualifying minimum are much more significant than points on the scale of visual acuity and they are correspondingly more carefully noted. In other cultures this relative valuation might be reversed.

I will refer to different degrees of excellence as differences and to diverse kinds of excellence as diversities.

There are differences and diversities of character, as well as of intellectual and other skills. Their physiological basis is almost entirely unknown. How far, for example, are courage, fortitude, endurance, stability under stress — or for that matter, sympathy, empathy, love — variables dependent on the inherent capacity of the central nervous system? We simply do not know.

Now the legislator, the school master, the social agency cannot wholly avoid thinking in terms of classes and planning for the needs of classes. It is the more important that they and we should keep clearly in mind and clearly separate the three distinctions which this concept of classes tends to conceal between degrees of excellence, and the distinction between incomparable kinds of excellence. We should also remember the cultural and institutional influences by which this rich variety is carved into classes.

Let us consider first the needs of those who for any reason are provided for less than "normally" well by the "normal" services. (We will leave aside for the moment the doubts which the word "normal" should by now be causing us.) What a mixture they are, these exceptional ones, who, because they are exceptional, are ill-provided! They include the "normal" child who, because he lives in a remote area, cannot reach a suitable school; the brilliant and the retarded, for whom alike the normal school curriculum is unsuitable; the physically handicapped, blind, deaf, crippled, who need special media for teaching; the emotionally disturbed and delinquent who cannot make full use of their natural endowment because of difficulties of a different kind.

Let us first pause to consider for a moment the stupendous responsibility of each generation, as it determines, by a host of individual choices, the genetic constitution of the next. In most western societies, these choices are the outcome of mutual sexual attraction, limited only by the tables of affinity and, in some countries, by the prohibition of the marriage of some classes of mental defective. The science of eugenics, from which much was hoped — or feared — fifty years ago, has languished; its subject matter has proved far more intractable than some expected. Even such simple lessons as it can teach are usually ignored. For example, how many couples, entering blithely on procreation, enquire or even reflect whether they are bequeathing to their offspring a legacy of incompatible blood groups?

We thus accept — and whatever we did, we should still have to accept — that the next generation will produce a proportion of children who will need special care. According to a paper circulated to this conference, considerably more than 10 per cent of the Canadians of school age need special educational provision. Of these, most of the gifted (2 per cent) and of the retarded (2 per cent) and varying proportions of the other "exceptional" classes will be genetically determined and a much higher proportion genetically predisposed. Thus, every couple initiating a conception has a more than one in twenty chance of being allocated for life one of these special responsibilities. The state is statistically certain that its special responsibilities for these classes will be more than one in ten of the total child population.

Let us leave aside for a moment the brilliant. Of the others let us accept as probable that materially they will cost more and contribute less than their fellows and that their heavier claims will fall primarily on those who happen to be their parents.

Of these handicapped children I have three things to say. First, it seems clear to me that society has a two-fold responsibility in regard to them — to do all it can to enable them, despite their handicap, to take up their human heritage as fully as they can; and to help those whom chance has chosen for the exacting but not unrewarding role of being their parents. I derive this responsibility partly from the unique significance of the children as human individuals; partly from the largely random way in which these weighty and important tasks are distributed; and partly from the supreme value of compassion, as the quality which, far more than intellect, distinguishes us as human.

The second thing which I wish to say about the handicapped is this. We should not allow what I have called difference to conceal what I have called diversity. A blind man is not a normal man, minus his sight. He is a man whose development has been powerfully changed, not by any means wholly for the "poorer," by the absence of visual information, visual delight, and visual distraction; and by the need to accept and respond to these changes. Would the world's great blind musicians have been greater or less great, either as men or as musicians, if they had not been blind?

My third comment on the care of the handicapped is this. The "care" given by one human being to another is not to be valued by the "result" achieved in terms of the behaviour of the other, whether in recovery from illness, acquisition of skill, independence or any such measure. It is to be valued for itself or, if you prefer, for what it adds to the quality of the human relations which constitute a society. Indeed, it may be that we are too prone to saddle the handicapped with the values of the normal society; for example, to expect the retarded to find satisfaction rather than anxiety in the kind of independence which our society prescribes as admirable for the normal.

Our culture is, I believe, utilitarian to a pathological degree. We expect the value of any activity to be explicable as a means to something else and so on indefinitely, the ultimate value being conveniently lost behind an infinite regress; whereas I believe that the quality of a society would be better measured, if such a measure were possible, by the extent to which every activity of every man, woman, and child were justified, if justification were needed, as being lovely, pleasant, fitting, right in itself. This is the basic justification for the compassionate care of the handicapped. Without it, that care will languish, if only because too few suitable people will wish to undertake it. Thus the care of the handicapped is not a frill, measuring the affluence of a society, but a touchstone measuring its humanity.

Now a word about the brilliant. They too need special care. This care may seem to need no justification on compassionate grounds, for every society has an obvious interest in developing its brilliant children. None the less, brilliance also has its hazards, its areas of special vulnerability; and these not only for the brilliant child but also for its parents and its teachers. It is not easy to train a mind much better than one's own.

Who are these brilliant children? By what criterion were they classi-
fied in the paper I have mentioned? We may be fairly sure that it
included those likely to get first class honours in recognized University
schools; but did it include tomorrow's outstanding writers, painters,
musicians? Or those possessed of exquisite manual skills? Or even all
tomorrow's top executives? Did it include tomorrow's saints? Or those
to whom tomorrow's "normals," when distressed, will turn for consolation and support? Did it include those gifted with a preternaturally
sure and refined appreciation of beauty in nature or art or human
behaviour? We may be sure that it caught none of these excellences,
except in so far as they correlate with an abnormally high I.Q.

Yet we are concerned not merely or chiefly with the need to man
tomorrow's research laboratories but with the need to develop human
excellence in all its dimensions. So let me turn from the abnormal to
the normal, a category which seems to be sinking under our feet. Do
our "normal" services discharge our debt even to the "normal"?

This "normal" provision may adapt itself in varying degrees to deal
with diverse individuals. A large school may organize two or more
streams of children of different levels of ability, proceeding at different
speed through different curricula. For such a school the brilliant and
the dull are equally "normal," for the simple reason that its normal
facilities can deal with both. The same children, if within reach only
of a school organized on the basis of a single stream, would become
abnormal.

Clearly, institutional arrangements should be so organized as to
include within the normal the widest possible diversity. Multiplicity
of streams, of subject groupings, of options, no less than increase in
the ratio of teachers to children, are fruitful means whereby schools
can respond to this need. These arrangements, however, cater primarily for differences in intellectual capacity and bent. But we have seen
that the most essential equipment for the next generation is the power
of responsible judgment and the standards by which to make them.
Is not this also something which we owe the children?

Western democratic societies are in a dilemma about such teaching.
Their former certainties have been undermined, partly by the insis-
tence of science that all knowledge is hypothesis, never perfectly
established; and partly by the teaching of cultural anthropology that a
society's ethos is a changing product of its history and its circumstances.

I do not think we need be unduly dismayed by this dilemma. It is
true that I may be mistaken both in what I believe to be a fact and

in what I believe to be a demand on me. But the two beliefs are not comparable. If I teach my son that the earth is flat, he may none the less discover that it is round; but I shall not have helped him in his discovery. If, on the other hand, I teach him to love justice, he may none the less discover that some of my most cherished practices are unjust; but in this discovery I shall have helped him. Perhaps this is the distinction which the French language reflects by using two different prepositions in connection with the verb "to believe." I believe "*à* la rotundité de la terre*"; but I believe "*en* Dieu."

In any case, the institutions of society are not and cannot be ethically neutral. Madison Avenue talks as loudly and as confidently about the good life as ever the churches do. The educative and helping professions and institutions cannot stand aside from this debate. I should like to see their power used, first, in promoting those values which are least likely to prove self-defeating. For example, I see no danger in using them to imbue the young with a sense of the inalienable responsibility of individual judgment — both the judgment which dares to criticize and the judgment which dares to trust.

I would like, secondly, to see it exercised in keeping alive those values which a society's current ideology most patently overlooks. Consider the following quotation: "We cannot afford education that does not make the individual a bigger, a better, a more dedicated or a more excellent — that means a more productive person."[2]

There is much in this with which I sympathize; but I think we should remember that the power to receive, to appreciate, to discriminate, to value may be regarded as a criterion of human excellence in itself and that to develop these qualities may be a major duty of education; that indeed this may be precisely the kind of education that we cannot afford to be without. For our most notable lack today would seem to be not men of action with their hands on instruments of power; nor calculating geniuses, supported by giant computers; but men of sensibility, gifted to appreciate and value human life.

I still owe you an answer to my question.

I think we owe it to the children to provide them, so far as lies in our power, with the conditions which will most favour their development into fully human persons, excelling in the powers of coherent action, logical thought, and sensitive appreciation of all the values which human beings can learn to divine — this last being the most important dimension of their humanity. Our responsibility to them is

[2]Peter F. Drucker. *The Landmarks of Tomorrow*. London: William Heinemann Limited, 1959.

an individual responsibility of each of us; but we have also a collective responsibility for the institutions which form so important a part of these conditions and through which we so largely contribute the conscious element of direction to the blind interplay of forces which will otherwise mould us and them. These institutions, with all that goes with them, are perhaps the most important part of the heritage which we conserve and transmit — except the will and the guidance to make them anew.

Children in Canada—Present and Past[1]

KASPAR D. NAEGELE, Ph.D.

Department of Anthropology and Sociology, University of British Columbia

My concern this morning is the *succession* of generations as this proceeds within the context of Canadian history and society. Having needed our care, our children make us obsolescent. But this shift is not just a cycle. Take the younger among us who are now parents and who were children in the twenties. We were not quite twenty when World War II broke out. We were nurtured by parents who were twenty or younger when the nineteenth turned into the twentieth century. Our parents saw the years of their twenties and thirties — the years before 1914 — as good years. They were in their forties in the depression. And our children, their grandchildren, began to be born soon after the middle of the 1940's. To our children all this is history; even to our students — who came into the world within a few years before and after September, 1939 — this shift is part of history. The childhood of ourselves, our parents, and our children is thus in many respects quite incommensurable. Still, I wish to make some observations about the contrasts of children and adults, first by starting from "without" and then by ending from "within."

I presume you invite observations that are controversial and even painful. I do not know how to present the little knowledge I have without moving into the debates of our days. These debates concern the distribution of our resources — time, talent, money — among the rival claims for them. They concern alternative ways of separating or linking the domains of our society, especially the domains of family, work, religion, and politics. They concern the attempt to balance a belief in local autonomy with an inevitable commitment to national and international standards of excellence. They concern our simul-

[1]The following is an excerpt from an address delivered at the Plenary Session on Monday, October 3, 1960. The talk as a whole was meant to complement a previously distributed working paper prepared for the Canadian Conference on Children delegates. Copies of the work paper are available from the national office of the Conference, Suite 114, 31 Alexander Street, Toronto 5, Ontario.

taneous attachment to tradition and to new inventions. So it is that to speak of children and childhood — especially at large and public gatherings — is to know more than one says. It is also to say more than we know. It is an opportunity to deal with comic and tragic discrepancies between what is, what could be, and what should be. To put it too simply: simply by being, children represent promises and regrets to us, their creators, guides, and exploiters. We encounter them, today, whether at home or at school, in a hospital or on the street, in the wider setting of an industrial society. Canada, moreover is one special example of that still small group of societies called modern and industrial.

We know industrial societies to be best, if roughly, symbolized by a familiar coincidence: the cardinal importance of factories, the separation of work from the private and domestic life, the co-ordination of the efforts and activities of many relative strangers through the mediation of bureaucratic patterns, the importance of formal and technical education, the prominence of the professions, and the sense that the "centre" of things lies in the metropolis. We also know that an industrial society engenders a characteristic conflict. It is a society in which adults must be capable of many *impersonal* relations and judgments. It is a society that asks us to appraise matters on the merits of the case. "Merit" and "case" are characteristic terms in the language of an attitude that would have us replace, as far as we can, the accidents of body and birth by the accomplishments of trained capacities in the name of various ideals of equality, freedom, and progress. And so our children, as adults, will be asked to leave behind their moods and some of their prejudices when they write exams, argue in committees, assume responsibility, and deal with the plights of others. But they will have learned from us, who believe it, that the "ultimate" matters of importance are personal after all. Industrial societies idealize human closeness — they do not equally consistently allow the cultivation of it.

Canada provides additional incongruities within this basic conflict. Helped by the elegant language of a recent Royal Commission on our economic future, we can now agree that we inhabit a country that is vast, harsh, sombre, and empty. As has been said so often, we are, as well, geographically large and demographically small. Yet you have to fly over this country and travel in it for a good long time before this intellectual fact becomes an emotional insight with its proper consequences of compassion and apprehension.

In its particular way, Canada is the mother of many contrasts. Apart from its bilingualism and except for the specially listening ear, these are not in the first instance contrasts of language and dialect. They are contrasts of landscape. What does it do to a child to be brought up in Quebec City or in the Saint John Valley; in the Kootenays or in Marysville, New Brunswick; in Kamloops or somewhere in southern Ontario; in the Prairies, in the Eastern Townships, or on Vancouver Island? Surely it must make some difference! To be sure, these contrasts seem at times to recede behind the recurrent ugliness of that endless chain of dog hospitals and motels that greets you as you enter most of our cities, be it Toronto, Halifax, Calgary, Montreal, or Winnipeg. These aesthetic and natural contrasts are far flung, gathered at one move within the political boundaries of ten provinces, and seem in the last resort to live a half-hidden life within the private inner landscape of us, their inhabitants.

The visible "thereness" of Canada also consists of a certain "layeredness." On the one hand, we are, as they say, a "young country." Much of what surrounds us, when it is man-made, has been built almost simultaneously. As you move west there are not in many places layers of time but rather rows of houses all built soon one after another. And yet there are human layers — the layers of immigrants. This is, after all, a country involving the history of an extraordinary influx and of an important exodus. It is a country in which in important ways the raising of children is done by adults who, until quite recently, were themselves deeply involved in establishing patterns of settlement and of settling down.

In my working paper, which this talk is not to duplicate but to which it is to be a less academic counterweight, I have more speculations about the contrasts of Canadian society, about its marginality, and about its diversity. There I argue that much of what we feel, at least in the so called English-speaking portion of Canada, with regard to who and what we are, is pointed and clear in apparently negative terms. We compare ourselves much in this country with at least two other traditions — the American and the English. About both we have a mixture of feelings. From both we seek to differ. Yet on both we fall back, again and again, for the models of our conception of excellence. We like the openness and the standards of living we associate with the United States; we like the administrative judiciousness and political forms that we take to be the special traditions and gifts of the English. But we seek to avoid the lines of social distinction that also mark English society. Equally we are wary of what strikes us as American lack of caution and as excessively extrovert conduct.

Nor is our marginality of one piece. This is surely a diverse country in addition to having at least a dual culture. This duality has been often remarked and documented. This talk cannot do justice to it, except in passing. The duality, of course, begins at the cradle and before. If you look over the books we sent to Brussels for an international exhibition, the juvenile samples in French and English are characteristically different, even in their titles. If the English ways are represented by *True North, Buckle Horse,* and *Logging with Paul Bunyan,* the French ways are expressed in *A Nous Deux, Mademoiselle, Les Vacances de Geneviève,* or *Par terre et par Eau.* We also sent *Susannah, A Little Girl with the Mounties* and *Josette, la petite Acadienne.* Our diversity may issue from education, ethnic background, religion, and work. It comes to be expressed, in adults, in our differences concerning the right distance and proximity between the several spheres of life, the proper intensity with which life should be lived at all, the wider grouping — be it Commonwealth or NATO or the U.N. — of which Canada should be a member, and the extent to which we should increase the population by immigration.

This diversity is compounded in time. We know the generations to differ in their views, in their styles of life and thought. About three hundred years ago an army officer or soldier who settled on the land with the help of a royal grant, sometimes would find it hard to find a wife. For that purpose girls were brought from France. Many of these girls — les filles du roi, as they were called — were the daughters of army officers killed in war. The girls had been raised and educated by nuns; they were often cultured women. Others were recruited in various districts by parish priests. These future mothers of Canada, it would seem, were carefully chosen for good morals. The few doubtful cases that slipped through were returned. On their way to Canada they were placed under the care of nuns, who instructed them, and helped them in the choice of a husband. Today we face different issues, yet our wives — except when their husbands have enjoyed "higher" education — are generally still the more educated, at least in the sense of having stayed in school longer.

Would one today expect even one fourteen-year-old boy to write the kind of letter that someone of that age in fact wrote to his parents in 1888. "We are getting along first rate and if you feel like staying a little longer, why then do so, but let us know. I think it would do you both good. I am sure that no person could have kept the office more faithfully than I." The writer of this letter is, of course, rather well known to most of us — his name is William Lyon Mackenzie King. Or have we not come a long way from the times in which it was possible to write the kind of classic that was written by a woman, born in 1874, in Clifton, Prince Edward Island. Her mother died young, she was raised by her grandparents at Cavendish; she married a Presbyterian minister who gave her two sons; and she died only eighteen years ago. She wrote, as you know, a book called *Anne of Green Gables*. I would imagine that some of the opening passages would no longer pass the scrutiny of some of our more recent adoption practices. But you will remember the wonderful descriptions of Mrs. Rachel Lynd and the latter's belief that it was unwise to adopt a child. The child in question was first thought to be a boy but turned out to be a girl. Still, the adopting mother ends the debate with the reminder:

And as for the risk, there's risks in pretty nearly everything that a body does in this world. There is risks in people having children of their own, if it comes to that. They don't always turn out well. . . . And then Nova Scotia is right close to the Island—*it isn't as if we were getting him from England or the States.* (the emphasis is mine)

It would seem then that there has been a shift in the quality of our relations with one another — and this in intimate and public matters. Yet, especially in the case of familial arrangements, the general "system" has not changed. I do not need to rehearse with you now a list of the cardinal features of our ways of arranging for child- and parenthood — the curious ways in which we see to it that people must first be married before they have children, and that they must then become quite inclusively responsible for the first and important years of these their children. These curious ways being very much with us are hard to dissect properly. Besides, the same arrangements, as we know, can mean quite different things to those who sustain (or justify) them. And so the old arrangements of monogamy, legitimacy, inheritance of a name on the father's side, separate residence upon marriage, and the like, all persist and can absorb changes in the age at which people are married and changes in the ways in which parents conceive of what should govern the relations between them and their children. The last twenty years or so have, I believe, seen an increased concern by parents with *understanding* their children. Indeed, one characteristic parental gesture of despair is precisely the plea that they do not understand this child or that event. In the past we were less concerned, at least in western civilization, with the accomplishment of understanding within the relations of parents and children.

Secondly, there has, of course, been a shift in the arrangements of *authority*. We have experimented — perhaps less so in Canada than say in the United States — with having as the example of our relations between the generations the model, not of the strong and the weak, but of some kind of fluid partnership in which we, as parents, experiment with being in authority and bring yet increasing equality into the relationship. At least we hope to make our demands subtle and reasonable so that opposition to them becomes that much more unreasonable.

Further, we have balanced, if that is the right word, the discontinuity between generations (which would make the grandfather less than a sufficient model in memory or otherwise, for the father's relation to his children) by an increasing acceptance of various forms of professional advice and collective discussion. Yet we have stood fast, I think, in the belief that we wish to maintain a fairly large reservoir of privacy. Many Canadians, it would seem, still wish to leave the day and the public places and return to a place where none have the right to interefere (unless invited to do so) but where, as they feel delightful and as they can, they may do with spouse and children as *they* see best. This is not, of course, quite true, for the invention of the telephone and similar devices could give the lie to much of what I have just said. We have also become more flexible in our domestic arrangements. To a large extent we have reduced the ties between work and sex. Within the home and with regard to the family it is quite difficult for a man to say, this is not a man's job.

In association with these and other changes we have increased the distress and the uncertainty of those who raise children. We have also, I suspect, enhanced their delight. Reliable comparisons of this kind are virtually impossible. Perhaps it is the beliefs which primarily matter.

As a result, adolescence has now become one of the Achilles' heels of our society. Adolescence reminds us, as adults, of our own childishness. Adolescents remind us of the fact that the sensuous qualities of living are with us from the beginning, albeit in continuously transformed form. Adolescents in their moodiness and their extremes are the walking, slouching symbols of our own dubious committedness. They remind us, too, of other dilemmas, including the fact that we have enhanced the freedom of children — to be themselves and to have the right to our concern — while we have increased the opportunity of adults to live restrained lives. And what do you do when ultimately you are responsible for helping transform free children into the members of a constraining and organized adult world?

But while this shift has been going on there have, of course, been more children living longer; more candidates for the extremes of life, extremes of handicap and giftedness. There has been more change within a given generation. We might speak of discontinuity now not only between, but also within, the generations. There has been an extension of our youth just as we have also increased the proportion of the population that is old. The generations are coming to overlap more. It seems increasingly necessary for the old to return to the places of their youth — the places of learning. We shall, I believe, have to make learning and adultness mutually compatible, not mutually contradictory, states.

These and other changes have, of course, been quite varied within Canada. In that connection I would look upon the French version of the general Canadian consensus as providing at least one way of combining modernity, and its impersonal and bureaucratic elements, with the cultivation of enthusiasm and expressiveness. French Canada, for all its involvement in bureaucratic patterns both in civil and clerical spheres, still stands for a certain freedom of the emotions. Similarly, though nourished on quite different roots, we can point to another place in which some of the dilemmas I have suggested must meet — children's hospitals. They too can show us a way, for they seem often to succeed in marrying the irreducible requirements of bureaucratic structures to the equally imperious demands for tenderness between adults and children.

To repeat: parent- and childhood in Canada are transacted in a country that, once you seek to unravel it, appears refractorily complicated. It is complicated by the contrast between the centre and the circumference, between the metropolitan concentrations and the provincial hinterland, between regions which we know to be economically and demographically different. Within these variations lie the further variations in people's modes of work. We are beginning to recognize the wider consequences for children of their father's line of work. Apparently it makes a difference whether you are an "entrepreneur," whose work reflects on your own initiative, or whether you work within a wider context of bureaucratic arrangements. Our homes, further, stand at the intersection of ethnic and religious traditions. In this country, as you know, there has been a shift in the balance of immigrants. Recently we have seen more people from southern and eastern Europe than used to be the case. We all know something about the delicate encounters between immigrant parents and their children. In addition there are the complications arising out of the poignant problems that develop between immigrants and native Canadians, including those who, in coming from England, wish rather to think of themselves as emigrants and not as immigrants. These matters affect our children. So do the wider changes that have affected our ideas of what it is, nowadays, to be a man or a woman, to be older and younger.

But now, what about within? I once stood in a beautiful park in the United States — Yosemite by name — to watch a fire go down on the rocks. Behind me was a small boy. I suggested that he stand in front of me so that he could see. While he moved forward he also looked at me and asked: "Who are you?" How can you tell him, or what could I have said? that I am a father, a man, or someone who also likes to look at fires? The Russians say that the bull forgets that he was once a calf. What then is the difference between children and adults?

I asked some teachers in British Columbia about this. At first they were taken aback. They asked if they could not have some time to prepare an answer. While they were thinking I remembered the proposition of a professor of law — an eminent teacher at the University of California, interested in the problem of trespassing — that children "as is well known to anyone who has ever beheld a child, are by nature unreliable and irresponsible people, who are quite likely to do almost anything." The teachers were more contrary, more various. After having rallied from being taken aback, they praised children for the qualities that they had in greater abundance than adults. They thought of them as having more energy, of being more enthusiastic, more curious, more willing to learn, more honest, shrewder. Also, they admitted, children were more impulsive, more ready to offend — though perhaps without knowing it. And so I asked: "well, how then do you justify transforming these qualities into the frequently less desirable qualities of adulthood?" And at that point, as so often, the academic bell went.

We know that our children are the representatives of our own past, while we are the representatives of their future. We know that they, to a more poignant degree than we, are in one respect in a no man's land of a "not yet" and "no longer." We recognize in them the one clearly undecidable fact about the human affair — they are here without having had any say in the matter whatsoever. They are the unasked created, who depend on us for help and therefore provide us with opportunities to guide and to exploit them. We know that they are by no means just passive, that they can be most thoughtful, relativistic and dogmatic all at once. They can tell you that as they will get bigger you will get smaller and still cling to rules as though they were beyond change. This childhood we are going to prolong. We are going to prolong it because increasingly we need people who have had more education.

Now it would be pleasant if I could report to you some systematic answer to the question: what distinguishes Canadian children from children in some other nations? We have straws in the wind but they are thin straws, and the wind is strong.

Recently, through the courtesy of a principal of a school and others, I was able in one Canadian city, to ask some questions of various children. The children ranged from grade two to grade six. Some of the questions we — some students and I — asked had previously been asked in another industrial society. Canadian children, in contrast to those in the other society, seemed less afraid, less experienced in physical punishment, when it came to the management of moral issues. In this comparative perspective they seemed more self-contained and self-assured as individuals. They tended to proceed on the assumption that if one is honest, having done something that is for some reason or other disapproved, then one's very honesty ought to be some claim on the adult to reduce his punishment. We asked some children, for instance, to respond to a situation in which a teacher in a classroom, on opening his desk, suddenly finds that money has disappeared. Canadian children — and those of the other country — assume the teacher to be puzzled at first. He is not assumed to be omniscient. Nor is it necessarily expected that he will ever find the money again. Rather, the Canadian children think of the teacher as being less than wholly effectual. They might even think of him as at times a little foolish, though at most times as reasonably just. Generally, they believe that he dropped the money into the wastepaper basket. They credit him with an accident. Yet they propose that the teacher will, at once, be likely to put the blame upon them, the children. If soon after he finds the money he will, they admit, admit his mistake. The situation, in other words, remains contained in the classroom. In the other society it tends to spread: the teacher is more punitive, soon the principal is called in, and one almost feels that the whole bureaucratic structure of the school comes marching through the door in search of lost money, a culpable child, and the re-establishment of an order in which nothing is to be lost.

The Canadian children, by contrast, suggest that if somebody confesses, the matter ought soon enough to be forgiven. But even if this cannot be, the Canadian children do not think it is right for them to be collectively punished. The innocent should not have to suffer for the guilty. It is clear as we look at their written answers to our semi-projective questionnaires, that their inner dialogue concerning morally ambiguous occasions proceeds in the terms of a relative and secular morality. The Canadian children are not in awe of punishment. Once the whole matter is over, even those children who get away without having admitted their part in the affair feel a general kind of relief.

In the other study, the implicated but undiscovered children end by being more alone, more apprehensive. One might almost think that the Canadian child sustains a self-image of being a relatively strong person in a world in which the adults are often relatively weak; at least children see adults offering some kind of partnership. In contrast to the other industrial society Canadian children seem more in control. They think of adults as thinking of themselves as frequently fallible — and they are prepared to agree. All this varies by age, sex, ethnic origin, and religion.

We know, too, that in their inner life children from diverse socio-economic sectors of the population provide certain contrasts. We asked poorer and richer children, for instance, about being accidentally knocked over in a football game. The poorer see it as part of the game — they take it in their stride — as though they had plenty of opportunity elsewhere for the expression of physical aggression. The richer children burst the rules of the game, feel insulted and injured, and immediately try to start a fight. Similarly, among the less privileged the task of painting — be it sad pictures or happy ones — appears less of an inner problem than it is among the more privileged children. The more privileged, when they finally do translate what is inside, usually make themselves the centre of their productions; the less privileged do not. They say: "How could I draw myself when I draw it?" But the self-centred are also more concrete. They represent something tha' has happened to them. The less self-centred draw more imaginar〉 pictures. These frequently look like wish-fulfilling complement to som〈 state of poverty or other deprivation.

For all their deprivation the children from poorer homes seem to have more freedom; or is it that they are less surrounded by adults who care and who supervise? (In one school a teacher engineered a contest to see "who can be in bed first," so that on the following morning fewer of his charges might fall asleep in class.)

Concerning the subject matter of sadness and happiness in pictures from a grade two, let me just add this. The "middle class girls" described as examples of happy scenes such things as camping trips, horseback riding — the out-of-doors. As for sad scenes, they involved crowds around some dead pet, cloudy skies, a lost ice-cream cone. Their less privileged counterparts painted dancing girls, people moving about, boys and girls conversing, as instances of their views of happiness. Sadness meant being put to bed early, school corridors, traffic, no shoes, no cookies. The boys were different again. The poorer ones see happiness in swimming, in circuses, in aeroplanes. Sadness meant a house on fire, crowds of ghosts, accidents, and ambulances. The more privileged boys showed sadness through graveyards, falling out of a tree, a gun covered in mud. And happiness? Again, like their socio-economic sisters; the out-of-doors, fishing, a snowman, Hallowe'en.

Also, we asked some children in grade four about their ideas about the human body. In that connection you encounter some marvellous thoughts. One girl told us that short girls are short because their parents drink and smoke. A boy in the fourth grade wanted us to believe that he thought of tall girls as looking like flowers in the garden in early spring. What will he say when he is fourteen! Another suggested that ears are the best things for "nosy people like my sister." As for the patterns it would seem that again the poorer children are also the more spontaneous. On the one hand they speak about movie stars as the models of good embodiment, and on the other hand they are much concerned with plainness, neatness, cleanliness. It seems almost as though looks were less important than the "needs" of the body. The more well-to-do, when we get them to answer at all, speak more of their desire to resemble their parents in appearance. Appearance matters much with them. It is part of a wider circle of resources, that include wealth and intelligence. For all the groups though, the heart, the head, and the brain are the "centre" of the body. Girls, ideally, are to be blonde and blue-eyed, or at least generally light in complexion. Men, they all hope, will be darker and have brown eyes. If you must be either, it is preferable to be under rather than over-weight.

Obviously these are the very barest beginnings of a progressive understanding of the inner landscape of Canadian children. But I must end.

How might one phrase some of the issues we confront? The issues are to enhance, if we can, and certainly to maintain the measure of delight that deliberately and otherwise we have created in the relations between ourselves and our children. If the delight goes out of parent- and childhood, however much responsibility moves into it, surely it will not be worth it. But the core of our delight is still ringed by a circle of puzzles. There are the issues of adolescence. They face us with a disproportion between capacity and allowance. There is the question of the scope of our schools' work and responsibility. There are the further questions of the division of labour between parents and schools, and schools and other institutions. How far should we differentiate the school system? How uniform should its standards be for Canada as a whole? Besides, there is always the problem of distinguishing the genuine from the false debates. Further, for all our affluence, we are of course still saddled with poverty — and though the relation between wealth and well-being is never a simple one, poverty is surely not a desirable state, at least not for families in a country like Canada. I wonder, too, whether in our search for solutions we might not experiments on a much larger scale than hitherto with the provision, through various channels, of human domestic help. Machinery helps but it is not enough.

In balance, we can say that we have succeeded in humanizing the early years during the last two generations. But we have done this by engendering dilemmas for adults. As we have increased our attention to the young we have undermined our freedom to be unselfconsciously responsive to them. We probably need some new forms of resilience. At the moment, sensing that the personal sphere should receive attention commensurate to the attention bestowed on impersonal matters, we are easily misguided into the belief that the modes of thought that were successful in the creation of our various technologies will, when transferred, be equally successful in human affairs. This is surely an error. The orders are different. The human order probably requires today a capacity for seeing, without confusing them, the connections between private and public matters, between the individual biography and the *milieu*. I was nurtured as a boy among others on a man called Kaestner. Canadian undergraduates used to learn some of their German from one of his famous children's books, *Emil and the Detectives*. Kaestner is a gifted satirical moralist. He once wrote a poem in which he suggested that ultimately in human life we are all sitting in various trains. The trains are moving — nobody knows quite where — they stop only to let out the dead. The chances are that we are all sitting in the wrong compartments.

Clearly, this we would not reject for ourselves. We stand a good chance of rejecting this image constructively if we match our resilience in seeing the connection between the large and the small, the public and the private, with a complementary resilience that will allow us to see the connections between the many episodes in our mobile lives. This way the bull can grow about the calf.

A Cross-Cultural View of the Child and the Family

OTTO KLINEBERG, Ph.D.

Graduate Program in Social Psychology, Columbia University

IN CONNECTION WITH THE CULTURAL APPROACH to the child and the family, I would like to suggest that perhaps there has been a little misunderstanding of what cultural anthropology has tried to do in this general area. Cultural relativity is a fact but only up to a certain point, and many anthropologists have, at the same time, tried to find common human values, common human systems of relationships, common human attitudes toward what is allowed and what is not allowed in society. Professor Clyde Kluckhohn of Harvard University, whose recent death stunned all of us who knew him, indicated that there were a number of rules and regulations that were found in all cultures, and that there was no complete cultural relativity or complete cultural variation. He suggested, for example, that nowhere was indiscriminate killing permitted, nowhere was really unexpected behaviour permitted — that is to say behaviour which did not fit in with the dictates and rules of the community, nowhere was sexual activity permitted on the basis of force applied to the unwilling partner, nowhere was stealing permitted, at least within the community (the rules were not always quite so strict when it came to stealing from groups outside). There were, in other words, a series, which I will not attempt to complete, of rules and regulations that did represent something that might be called common human attitudes toward human values.

At the same time it is true that at this particular moment in history many of us are disturbed — uncertain, unclear — about our values with regard to our children. How we should bring them up? What rules and regulations we should impose, if any? What degrees of freedom we should allow? I want to start with a few examples which would make clear, I hope, some of the kinds of difficulty which we as parents and educators encounter when we look at the problem of children growing up in our society.

In this connection I am going to do at least a little of what the chairman suggested. I am going to use some examples from other cultures, from cultures different from our own, in the hope that at least in some instances our own problems may be partially clarified by this method.

The first of the ambivalances or uncertainties with regard to our relationship to our children concerns our role as parents. What are we as parents supposed to do? What is our goal? What is it that we are striving for? Parents differ so much in their behaviour and in their attitudes in our culture. There appears to be no consensus, no agreement, as regards what that role should be. In some societies this confusion has not existed. For example, in the China that I knew some years ago (if you like in classical China) one of the phenomena that emerged from the Confucian tradition was, to put it in modern terms, clarity regarding roles. The Confucian books made it abundantly evident what a father should do; what the father's duties were with regard to his sons; what the sons' duties were with regard to a father; what the mother's duties were; what the older brother's duties and roles were; what the younger brother was supposed to do. There was, in other words, complete certainty as to how one was to behave in inter-personal situations in the family. The same was true of many aspects of life, but to keep it within the realm of parents and children, this phenomenon of clarity of roles stands out in certain societies, whereas in ours there is a great deal of uncertainty.

Secondly, in our society this uncertainty has been increased because of the fact that the roles of father and mother have become in some ways so interchangeable and intertwined that sometimes it may be a little difficult for us to know what the father is supposed to do in relation to the child and what the mother is supposed to do. This was not always true in our society. It was fairly clear, not so long ago, that the father was the breadwinner and that the mother took care of the child at home. Major decisions with regard to the family were usually made by the father, except of course that in all times and in all places the "power behind the throne" might very well reside in the mother. But the older line of demarcation between the male breadwinner and disciplinarian on the one hand, and the female homemaker or nurse of the children on the other, has broken down in many ways. This is not true only of the United States or Canada; in many other countries the same phenomenon has been reported. A recent study in Australia has shown, for example, that in practically all activities in the home, the father and the mother work sometimes together but sometimes exchanging roles so that it is not always precisely clear what either is supposed to do. The problem is that of the relative roles and positions of men and women in the family, and what this does to the growing boy and girl who in the past had a very clear image of what it meant to be the male and what it meant to be the female. They now find the father doing some of the work of the mother, and the mother going out to earn her living very much the way the father used to do, or does. This has created, in the minds of many, uncertainty with regard to the respective roles of the two sexes.

There is also uncertainty regarding our goals for our children. What do we want for them? What do we want them to be like? What kind of personality would we wish them to have? Many societies are so complex in the interrelationship of goals for children that it is not clear just what it is that society would like the child to become. Many years ago Dr. Karen Horney and Dr. Robert Lynd spoke of the conflicts and difficulties within many societies, but in American societies difficulties and conflicts are perhaps more marked than in any other. Many of the goals that we have for our children seem to come into conflict. For example, we want them to be individuals, to stand on their own feet, to be different, and yet we want them to conform. Recently, as all of you know, David Riesman has stressed the extent to which American society (and my guess would be Canadian society as well) is concerned with conformity — with doing what others want us to do and being "other-directed." Yet at the same time we reject that. And so we have the problem: how much individuality? how much conformity?

In many other societies this was no problem. Margaret Mead in her work in Samoa has indicated that conformity was accepted by everyone; that the thing no child wished was to be different from anybody else. This shows up, incidentally, in all kinds of studies including even studies with the Rorschach, where the responses of all the children tend to be very similar and where originality and individuality are regarded as something of an error; everyone tries to be as much as possible like everyone else. Our society is too complex for that. We want our children to be accepted by others, to conform up to a certain point, but we also want them to be individuals. We want our children to be independent, and yet we do not want them to be too independent. We want them to make their own decisions but we want them to consult us; how much independence, how much consultation? We want them to compete with others — our society is a competitive society. We want our children to get ahead, and yet we want them to co-operate; how much competition, how much co-operation?

This is a problem that many other societies did not need to face. Certain American Indian societies like those in Arizona and New Mexico — the Pueblo Indians — reduced competition to a minimum. They did not want individuals to "beat" others. They wanted individuals to stay in the middle of the road and not to be outstanding in any way. That reduced at least one kind of problem that they had to solve — namely, how much competition and how much co-operation. Incidentally, among many American Indian groups, and I think this will probably be true for some Canadian Indian groups as well, any attempt to introduce competition in school — who should get a higher mark in arithmetic and who should get a lower mark — very often comes up against the brick wall of an unwillingness on the part of these children to compete. Many of these American Indian children, from my own experience, would refuse to give an answer in class if they thought anybody else did not know the answer, because it was a greater social error, a greater shame, to show off than to be regarded as unintelligent or dumb.

One of my colleagues now at Swarthmore College, Professor Asch, tells the story of a teacher in an Indian school who wanted to find out which of her children solved arithmetic problems better. She had a small class of about eight or nine. She put on the blackboard a series of arithmetic questions of about equal difficulty. She tried to do this in as easy and uncompetitive a fashion as possible; she lined the children up in front of the blackboard and said: "Now, each of you do the sum in front of you and when you are through turn around so that I can see that you have finished." Professor Asch reports that the teacher told him that these children did their sums, looked up and down the line to see how the others were doing, and when they were all through they all turned around together. We are not like that, yet we do not want our children to be too competitive. We want them to compete but not to carry competition to extreme. Again there is the problem; how much competition, how much co-operation?

These are only a few of the difficulties in the way of our deciding what goals we would like for our children and what kind of people we would like them to be in our society. If by any chance we clarify our goals we then face the third difficulty — our methods. How strict, how severe, should we be? How should we punish our children when it is necessary? In the old days this was pretty clear and there are very striking accounts, especially from England, of "spare the rod and spoil the child." The children needed to be hardened, especially boys. They would not grow up to be strong and tough men if they did not receive a certain amount of corporal punishment, or at least if they did not receive some degree of frustration and learn to toe the line, to obey.

Under the guidance, if I may call it that, of certain so-called experts, the pendulum swung to the opposite extreme and we decided that frustration was bad for children. We wanted them to express themselves. We wanted to give them every opportunity to go through life, as far as possible, without any frustrations, without any difficulties. Now we have reached a position somewhere in between. We know that occasionally some form of punishment is necessary. We know that occasionally some degree of frustration is necessary. Now we try to compromise by speaking of "freedom within limits" to indicate that somewhere in between we must find a way of handling our children. This does not mean to compromise by punishing them sometimes, or frustrating them sometimes, and giving them freedom at other times. What we are all looking for, and what is exceedingly hard to find, is some kind of interplay, an integration, an interrelationship, so that we will be able to train our children to face reality and help them understand the frustrations that they may have to suffer, and at the same time not to overdo the necessity of introducing frustrations in their lives.

We also have other problems with regard to techniques. Think of the tremendous continuing discussion among paediatricians, child psychiatrists, and others about breast feeding versus bottle feeding. Think of the period through which we all went when a baby had to be fed only at certain hours; no matter how hard he cried he must not get his bottle or the breast before those four hours had been completed. Now we are not so sure. Now we are returning to something like demand feeding because we are not certain whether we were right or not. Think of the period in which John B. Watson, the behaviourist, told us all we should never pick up or cuddle our babies, never show any emotion towards them but always bring them up in terms of strict rules and regulations. I remember, to my sorrow, the sight of mothers who were dying, simply dying, to pick up their children, but John B. Watson said "no" and so they could not do it. Now we know that that is wrong and Benjamin Spock is much more willing to allow the free expression of emotion under these circumstances.

All of these arguments continue and we have to make our choice

Bottle or breast feeding? Strict or lenient toilet-training? We are uncertain as to where we should go, as to how far in the emotional
atmosphere we should develop our relationship with children, how
far we should try to bring them up according to rules and regulations.
The most recent work by Professor Sears of Stanford University and
his colleagues, seems to indicate that none of these things are important. What is important is something much more general, much more
diffuse, and yet what seems to be very much more real; namely, to
have what he calls "warmth" in the home. Warmth, affection, friendli-
ness, and kindliness towards children may be accompanied by either
breast feeding or bottle feeding, by corporal punishment or not —
none of these things seem to be nearly so important in his judgment
as this general warm atmosphere in the home. This helps us, but it still
leaves us with a lot of uncertainty as to how we should behave in
specific situations and unfortunately leaves many of us a little uncertain as to how and when this warmth can be produced when it does
not exist normally and naturally. These, then, are some of the problems
that we all have to face.

A fourth variety of uncertainty is somewhat more complicated. It
relates to our feeling of identity, of who and what we are. This uncertainty arises because so many of us live in a world which is changing
so very rapidly. I understand that you have had some discussion of
this problem in connection with immigrants coming to Canada. For
immigrants this change of identity, this uncertainty of who and what
they are, must be exceedingly important. In other parts of the world it
is even more so. We know that problems of identity, problems of uncertainty — as to what we are, what is our nature, what are we like —
may be made exceedingly complicated and severe in those parts of the
world undergoing very rapid industrialization and urbanization. In
parts of Africa, for example, where there is movement away from the
home and from the tribal community to the city, movement away from
a folk economy to a highly industrialized economy, there are apparently real disturbances in what Erikson has called "the feeling of
identity." In Latin America Indians are becoming Latinos, not by
changing the colour of their skin or by intermarrying, but by changing
the character of their culture. Observers, who have spent time in
Africa, parts of Asia, and parts of Latin America that are undergoing
this rapid industrialization, seem to find this to be one of the most
important phenomena underlying the difficulties in which people find
themselves — one of the most important phenomena leading, in many

instances, to maladaptation, more specifically to delinquency, to crime, and to abnormality.

Our feeling of who and what we are is of great importance to us. We belong to a certain nationality, to a certain religious group. We have a certain picture of what we are like in terms of our class relationship; we have a certain picture of what we are like in terms of the friends we have made, and the associations that contribute to our feeling of identity. All of these things may change when people move from a folk economy to an urbanized economy, from an Indian culture to a westernized culture, from a European country to a country like the United States or Canada. Here then we have the problem of what it means to change our identity so rapidly and what it means to us in relationship to our children. To them this may mean even more because they see us very often as remaining at a certain position, whereas they themselves are moving or want to move.

One of the most important problems that is now disturbing the Japanese, apparently, is the lack of any feeling of identity between many children and their parents. The war and the loss of the war by Japan have undoubtedly played a part. The westernization that has come to Japan has undoubtedly also been in part responsible. So many of the young people there seem to be moving toward not only an acceptance of westernization but to an exaggeration of westernization in their lives. They want to identify with the West; their parents want to hold on to their identity with the East.

We also will have to face this problem, though in a different way. Although every culture, every time, and every period has probably been convinced that its own age was changing more rapidly than any other, I still think that a future historian looking back at this particular time of history will undoubtedly reach the conclusion that we are changing now at a more rapid rate, that the pace of acceleration is greater now, than ever before. This means a greater break, in many instances, between the position of parents and the identity of parents, and the position and the identity of children. The world in which our children are growing up and will grow up to adulthood will undoubtedly be different from our world. Many people have spoken of a nuclear age. We still do not know what a nuclear age will bring forth, but we do know that things are changing so rapidly that we have the greatest difficulty in knowing how to prepare our children for a world about which the only thing we can say with certainty is that it will be different from ours. In what ways it will differ, and how much it will differ, would be hard to predict. This problem then of identity, our own and that of our children, and of the differences between their identifications and ours, creates, I think, a very serious problem for all of us, a problem to which I shall return in my conclusion.

Finally, there is another ambivalence or problem in the relationship between parents and children — I say "finally" though this is by no means a complete list. This may sound very curious to you, but I think that we are really a bit uncertain as to what are our attitudes towards children. Of course we love them. In fact, we Americans and Canadians are regarded as spoiling our children, as loving them too much. Many foreign observers, especially Europeans, feel that we have had here on this continent, and I quote from a statement made by one of these, "successive generations of pampered brats." That is one way of saying that we are giving them too easy a life. We may be. Yet we keep telling them do not be childish, do not act like a child. We use the terms childish, infantile, puerile, even adolescent, as terms of reproach against children as if there were something wrong with it. We have this ambivalence. We, in a sense, want them to grow up and to be adults and yet, of course, we like them as children. A mother whose son is shaving for the first time may be proud of the fact that he is now a man and at the same time shed a tear that she no longer has her little boy.

We are not clear in our position with regard to children. In the first place we treat them very often with a mixture of contradictions. This disturbs the child because it makes it hard for him to know just what we expect of him. It is especially disturbing to the adolescent because sometimes we treat him as if he ought to be an adult and make his own decisions; and sometimes we treat him as if he were still a child and should ask our permission at every step. He himself is uncertain, so sometimes he wants to make the decisions himself and at other times he refuses to do so unless we tell him what he should do. We are told by psychologists that we should accept children as children, not just as stages in a development toward adult life. We, however, forget easily. We think of childhood as a stage through which everyone necessarily must go but one which we perhaps ought to get rid of as quickly as possible. If we were clear about that it would not be so bad. But we are not clear, because, as I have said, we are sometimes concerned to keep them children and sometimes to make them into adults as quickly as possible.

Not all cultures have had this problem. There are many places in the world, our own American Indians and many of the tribal communities studied in the South Seas for example, where there are very clear indications of what is expected of a child at a certain age. The child of eleven or twelve behaved in certain ways. All children of eleven and twelve behaved that way and nobody expected them to do differently. When they became thirteen or fourteen they behaved in a different way, and nobody wanted them or expected them to do otherwise. Here again, in this uncertainty of attitudes toward children, we are paying a certain price for the complexity of our civilization. On the one hand because we do take thought, we are not willing to do just what our forefathers did, nor are we willing to do just what the experts tell us. We are interested and concerned about making our own decisions. In making these decisions we encounter certain difficulties, but those difficulties are almost inevitable if we are to retain our freedom, our individuality, and our right to act according to the best dictates of our own knowledge and of our own cultures.

In conclusion, therefore, I would like to be a little more positive and suggest what seems to me to emerge from some of these ideas. First I want to say that although we may be uncertain about many of the goals for our children we do want them to be mentally healthy. This is only a word so far — it is not easy to decide what we mean. We do not want them just to be free of mental illness, we want something more positive for them. We want them to have what the World Health Organization and the World Federation for Mental Health have referred to as "positive mental health." Though there is not time to develop this fully, I want to bring to your attention a few ideas that have been suggested recently by a friend and colleague, Dr. Marie Jahoda, who has tried to correlate what the psychologists and psychiatrists have had to say about what it means to be mentally healthy. Dr. Jahoda was unable to find any one single criterion for mental health; she suggested, however, a series of six factors which seemed to her to be important. I am just going to present those six, make a few comments on them, and suggest a seventh for your consideration which I believe might also be important.

First, and this is related to the problem of identity of which I spoke earlier, she mentions the acceptance of the self with its capacities and limitations, and insight and awareness into one's own personality — a sense of identity — a knowledge of who and what we are. I have already indicated that some of our present situations create difficulties with regard to this particular criterion, or group of criteria, but of its importance I think there should be no doubt.

Second, there must be, at least to a certain extent, adjustment and adaptation to the external world, including other people, the discovery of satisfaction in love, work, and play. Adaptation by itself is not enough, in spite of what many have counselled us in the past, but adaptation as part of a complex of characters, all of which are important, does, I think, play an important part.

Third, there must be autonomy, independence, the ability to stand on one's own feet.

Fourth, there must be integration, a consistency of the personality. The individual who is a "will-of-the-wisp," who moves in the direction of doing something one day which is completely inconsistent with what he does the next, would hardly be mentally healthy. Incidentally, Dr. Gordon Allport at Harvard, who more than anyone else has stressed the notion of integration and consistency, believes that this is where religion may, for many people, play a very important part, by giving a kind of unity to the person, a consistent goal. For many people religion does give that kind of integration. For others it may perhaps be science, for still others it may be an identification with humanity.

Fifth, Dr. Jahoda mentions a clear (it is not easy to get) perception of the world — free from need distortion — that is to say, free from distortion on the basis of what we would like the world to be. In other words, looking at the world through excessively rose-coloured glasses or excessively black-coloured glasses would both be a failure to meet this criterion of knowing what the world is like, of perceiving it clearly, and of understanding its nature.

Sixth and last, growth, maturation, and the unfolding of one's potentialities is necessary. To be mentally healthy, an individual must not stand still; he must grow, he must move, and he must mature.

At the World Federation for Mental Health we have recently been looking at these and other formulations of mental health from a point of view which I merely have time to bring to your attention. Is this list, or any other similar list of criteria of mental health applicable all the world over? Can we export notions of mental health that arise from the work of psychologists and psychiatrists here in the West to countries of the East and of Africa and elsewhere? Are these concepts exportable in the same way that certain types of industrialization, or better techniques for fishing or farming are exportable? We have struggled with this issue of the extent to which these concepts of mental health would apply in countries with religious systems like those of India or of China. Would they apply just as well in India, for example — would adjustment and adaptation to the external world mean the same thing in a community like that of India where at least one of the goals of the Buddhist and the Hindu religion is to withdraw from the world, to be undisturbed and unconcerned with what goes on around us, to build an inner life which is independent of the vicissitudes of external fortune? Would autonomy, or independence, or the ability to stand on one's own feet mean the same thing in Confucian China, for example, where the individual is not so much an individual as a member of a family and where his identity is part and parcel of the identity of his family or clan?

May I tell you a little anecdote? During my days as a graduate student at Columbia University I visited Professor Gardner Murphy. There were a few other students present, among them a Chinese student. We all had a very nice dinner at the Murphy's home and at about ten o'clock that evening the Chinese student got up to leave and said: "Professor Murphy, I have to leave, it is ten o'clock." Professor Murphy, like a good host, said: "Well, can you not stay a little longer? Why must you go now?" The Chinese student replied: "Oh, Professor Murphy, I promised my grandfather that I would be home every night at ten o'clock." So Murphy said: "Your grandfather! Is your grandfather here with you?" "Oh, no, no. He is in China, but I promised him that I would be home at ten o'clock so I must do it." Try to picture a Canadian or American student, off by himself, following the dictates of the family to that extent!

All of these criteria then will probably need to be modified in terms of the particular culture in which they are to be applied. I think they are all applicable to some extent, but they will require adaptation to the specific situation.

I said a moment ago I would suggest a seventh criterion which seems to me to be of great importance in the present world. It seems to me that positive mental health today demands an identification with an ever larger portion of humanity. The late great Franz Boas once said that if one could envisage any kind of development which he, as an anthropologist, had seen as he looked over the history of the times and peoples with which he was familiar, he would say that the major development has been from family loyalty toward a larger loyalty to humanity. This we are still far from reaching, but it seems to me that, especially in terms of a world which by any definition is growing smaller, we cannot any longer think of ourselves as identified solely with the particular place, the particular region, where we happened to be borne. We have to see ourselves as identified with a larger community.

Let me conclude then with a list of some of the more positive things which I believe we might keep in mind. Please let me say once more that this list is not presented with any dogmatism; it is merely the approach of one social psychologist who has been looking at this problem, and looking at other nations and cultures besides our own, to see what emerge as helpful guide lines. There is no recipe, there is no handbook, there is no clear indication, but there are perhaps some guide lines we can keep in mind.

First, I would say that all extremes seem to be bad. We cannot have complete permissiveness; we certainly cannot and should not have complete authority or authoritarianism. There must be some optimum and not a maximum of one or the other. There must be some integration or co-ordination between these extremes.

Secondly, I would say — and this ties in with the first — that though complete permissiveness is not possible we should reduce authoritarianism to the barest possible minimum. By authoritarianism I do not mean the exercise of legitimate and proper authority, rather I mean an excessive authoritarianism. There is much material which indicates that excessive authoritarianism in the home is bad. The American psychiatrist, Dr. Schaffner, went so far as to say that it was authoritarianism in the German home that paved the way for Nazism. We cannot be entirely sure of that but we have the evidence of work in the United States and in many other countries, that excessive authoritarianism goes with an anti-democratic attitude. It goes with hatred of other groups, and it goes with insecurity and uncertainty of one's own position in the family and in society. The authoritarian personality, the person with a high fascist component, is usually strict, rigid, hostile. Perhaps this may be best illustrated by a *New Yorker* cartoon not very long ago in which a man was standing in a bar with his foot up on the railing. He had had, apparently, a few extra drinks and he was saying in a loud voice: "I hate everybody — irrespective of race, creed, colour, or national origin."

Third on my list is something which I have already suggested as much more important than any rules or regulations in the handling of children. That is the warmth and affection which is likely to be found in the home. Here a look at other societies gives us a little additional clue. It seems that, at least in early childhood, the children who live in extended families, such as those found in India, in traditional China, and to some extent in Japan, where the patriarch has his sons, and the sons have their wives and their children, and sometimes even to a third or fourth generation all under one roof, develop a feeling of security and confidence in themselves. According to Dr. Lois Murphy, who has worked in India, this is apparently very evident in their children. There is, you might say, a lot of warmth in the family. There are many people to show affection, not only one's mother or father but the other mothers and fathers; not only one's own siblings but the cousins and others who are in the other families right next door. This extended family is now being disrupted all over the world because industrialization, to a very large extent, appears to favour the small or "nuclear" family, that is to say, just the father, mother, and children, which we know in our society. We must therefore exert a little extra effort to introduce enough warmth and affection in the small family to overcome that which is lost through disruption of the extended family, to ensure that feeling of security that the child needs.

Fourthly, and this is not easy to do, we need consciously to become aware of many of the things that we do to our children quite unconsciously. How do we develop in children a basic trust? How do we create in them the kind of personality we want if so often, quite unconsciously, we betray our true attitudes? Let me tell a story on myself to show the kind of thing I mean by the unconscious transmission of attitudes to children. Our daughter — now twenty-three years old — was at the time of this story about two. In my home in the suburbs of New York I have a study. One day I happened to open the door very gently and found my little daughter in the study. She was going around touching everything in the room and saying "no, no, no!" I suddenly realized what I must have done to that child quite unconsciously. I had no recollection of having used no to her so often that everything in my study would mean "no" to her — something forbidden. I had thought that I was being reasonably permissive and had given the child as friendly and as warm an atmosphere as I could. Yet here was evidence that I had unconsciously created in her the feeling that so much was forbidden to her.

We need to become aware of what we are doing. This is hard and we need help very often not to transmit unconsciously our anxieties or frustrations without realizing what we are doing. As I have already mentioned, we need to accept children as children. We have not always done so. We need, of course, to create a favourable climate for maturation and growth. We need to be honest with our children — that certainly we have not always been. Some of you may have seen a French film, I think it was called *Les quatre cents coups*. It is the story of a boy who became a delinquent. He is asked about his relationship to his parents and says in one line, that I shall never forget: "Well, they did not always tell me the truth!" This was what he resented.

They were not honest with him — they did not always tell him the truth.

We must also, I think, try to reduce frustrations. I wish there were time for me to develop this point from a particular point of view. We who have a car that we allow our sixteen- or seventeen-year-old boy to use for his dates on Saturday night think that we are giving the child everything he could possibly hope for or expect. If, however, he has a friend who gets the car three times a week, he may experience what I would call relative frustration. This relative frustration may bother him just as much as another boy is bothered because he has no car at all and never gets the chance to drive a car. I remember one study made by Dr. Butterfield some years ago in a mid-western American city in which parents, of a fairly homogeneous social group, were asked at what age they would let their daughter go out with a boy unchaperoned. The ages given, believe it or not, varied from twelve to twenty. In other words, some parents would let their daughters go out with boys at the age of twelve, some would not let them do so until the age of twenty. When you have a complex society with people of different national backgrounds there may be a situation even more serious because in some of the traditional Italian or Spanish homes the girls would *never* be allowed to go out with a boy unchaperoned. In the community studied there were created what I would call relative frustrations or relative deprivations for every girl over the age of twelve, because she could point to some younger girl who was allowed to go out with a boy whereas she was not.

The problem then is not of what we do in absolute terms, not therefore just a comparison of what we do compared with other societies, but what we do to our children in relative terms. It has even been suggested that in some fairly homogeneous communities it might be possible for the parents and the children in a group to come to some agreement so that all the children of the group would be permitted to do what they, together with their parents, agreed they should do with regard to such matters as the hour at which they should come home at night, and other types of liberties and frustrations.

I know I have talked a long time and there are still other matters that I wish I could bring to your attention, so let me just say that what I have tried to do is to look at some of our problems. Some of these difficulties arise because of the nature of our culture, because of the fact that we have no homogeneity in our standards and we must, therefore, look for standards for ourselves — with the help of friends, with the help of "experts" on some occasions but usually by our own efforts. This is not easy. I have indicated a number of ways in which problems arise because of our uncertainties. I have also given a few suggestions, sometimes based upon the knowledge of other cultures, sometimes not, which may, and it seems to me frequently do, help in reducing the difficulty of bringing up children.

A final point that I would like to make emerges from what I said earlier about the uncertainty of what the new world will be like — this brave new world in which our children will grow up. We speak of a nuclear age. We speak of the increase of automation. We speak of many things, but without any certainty as to what the world will be like. Therefore it seems to me that if there is one quality that parents and educators would wish to develop in children it is a quality of what I would call flexibility. By flexibility I do not mean being a "will-of-the-wisp," or a chameleon, or going in every direction the wind blows. By flexibility I mean the capacity, when one's principles, one's moral or religious ideas permit, to change, to adapt to something different. If all we know about the new world is that it will be different from the old, then we cannot train our children to adapt to that new world. We can only train them to adapt to newness, to variety. Train them, therefore, in the direction of flexibility, modifiability, adaptability — not in the sense, I repeat, of just doing what the environment demands, but in the sense of being prepared for any environmental change so as to be able to cope with it. It is not easy, but I think it can be done.

Ce que nous devons aux Enfants

SIR GEOFFREY VICKERS, V.C.

Président du Comité des Recherches du Fonds de Recherches de l'Hygiène mentale de la Grande-Bretagne

C'EST LA PREMIÈRE FOIS, je crois, que toutes les organisations intéressées au bien-être des enfants du Canada ont été invitées à se rencontrer dans un congrès. Les buts de cette conférence ont été définis dans le programme; ils sont pratiques et importants. Cependant, à la réflexion, ils font surgir des questions fondamentales plus profondes.

D'ici quelques décades, quoi que nous fassions, les bébés d'aujourd'hui constitueront le monde adulte. Ils auront remplacé, changé, supprimé ou développé tout l'ensemble de nos connaissances, de nos habitudes, de nos attitudes, de nos techniques et de nos institutions. Comment cette étonnante transition se produira-t-elle ? Que pouvons-nous faire pour l'influencer ? Il me semble très utile, à cette séance d'ouverture, que nous nous posions ces questions, ne serait-ce que pour raviver notre curiosité et accroître davantage le sens de la responsabilité. En tout cas, c'est ce que j'ai dû faire en essayant de répondre à la question qui forme le titre de ce travail dont je vous présente, en toute modestie, le résultat.

II

Si tous les groupements que vous représentez étaient supprimés, même si aucun d'eux n'avait jamais existé, les bébés canadiens continueraient à se développer et à devenir des hommes et des femmes. Tous les efforts des éducateurs, des médecins et des gardes-malades, toute la prévoyance des parents et des politiciens constituent l'élément autonome et conscient qui se développe sans s'en rendre compte et sur lequel personne n'exerce aucun contrôle; c'est un élément opportun, bien que faible et limité dans ses moyens, mais d'importance primordiale. A nulle autre meilleure cause, nous ne saurions consacrer notre énergie, notre argent et notre temps. Tout ce que nous projetons d'entreprendre dans chacun des domaines représentés ici n'a d'autre but que d'essayer d'améliorer les méthodes actuelles et de stimuler le développement. Cet élément trouve son premier fondement dans notre esprit. Il repose nécessairement sur un ensemble d'idées, sur la manière dont nous concevons son fonctionnement, sur tous les progrès qu'il est possible de réaliser avec les méthodes actuelles, ainsi que sur notre conception des changements désirables.

Commençons donc par considérer le procédé étrange par lequel les oeufs fertilisés deviennent des bébés et les bébés des parents, procédé rempli de contradictions. Dès le début, l'enfant a son libre arbitre dont l'une des activités est cette croissance et ce développement qu'il exécute tout entier. Son caractère et sa formation physique proviennent de ses efforts également. Cependant, il ne sait pas et ne peut en aucune manière savoir ce qu'il fait. Il est heureux que chacun d'entre nous ait traversé cette phase de somnambulisme, car nous ne saurions pas par où commencer si nous ne pouvions voir, si peu que ce soit, ni de l'intérieur ni de l'extérieur.

Les registres et la déduction logique, et non pas la mémoire ni l'expérience, me convainquent qu'il y a soixante-cinq ans j'étais une masse agitée et impuissante de quelque vingt pouces de longueur, qui pouvait crier et sucer, mais qui ne savait ni où commencer ni quand finir. De nouveau, c'est seulement par les dossiers et par les déductions logiques que j'ai la certitude que, cinq ans plus tard, j'étais un enfant intelligent, raisonnable, expansif, mais encore replié sur lui-même. Je me souviens encore du temps où, âgé de dix ans, j'étais un chef de bande de tout crin et je me souviens davantage encore de mon isolement d'adolescent dépourvu d'idée; mais je ne puis me rappeler, même en jetant un regard en arrière, pourquoi j'étais si ignorant de ce que je faisais et de ce qui m'arrivait; pourquoi j'étais si incapable de toute explication et réfractaire à tout conseil, si porté à critiquer tout ce que je remarquais, si personnel dans mes réactions. Et, à ce moment, ceci était même plus caché à mon esprit que maintenant. De plus, pour faire un semblable compte-rendu de soi-même, on doit employer le langage qu'on a développé, comme observateur, pour décrire d'autres enfants à travers des yeux d'adultes; et ce langage d'observateurs nous devient intelligible seulement lorsque la puissance d'introspection se développe et ne peut jamais représenter entièrement une action telle qu'expérimentée par l'agent.

Les étapes que j'ai mentionnées ont une telle importance pour notre étude que notre programme a été construit sur ces bases. A un certain point de vue, on peut les distinguer comme des agrandissement progressifs du milieu — au sein maternel succède le milieu familial qui bientôt s'élargit pour devenir l'école et la communauté. Physiologiquement, on peut les distinguer comme les étapes successives dans le développement pas moins réel, s'il est moins dramatique, que les faits de la conception et de la naissance. Au point de vue psychologique, ces phases peuvent être distinguées comme des étapes dans le double procédé de socialisation et d'individuation, lesquelles acquièrent de nouvelles possibilités, à la fois pour le progrès et pour la déformation, comme les jeunes années cèdent la place à l'âge moyen auquel succèdent les années de l'adolescence. Ces stages éveillent en moi des impressions difficiles à réconcilier. Combien de choses se produisent, et à quel âge ! Cependent, combien de choses ne se produisent que tardivement, si toutefois elles ont lieu !

Le paquet déposé dans le carrosse d'enfant a quelque chose d'impressionnant. L'œuvre produite pendant neuf mois de développement d'une seule cellule possède, en raccourci, physiologiquement, tout ce qui est à venir. Les forces secrètes de la cellule originale ont déjà été réalisées sous forme de muscles et d'os, de nerfs et d'organes, de cœur qui bat et de poumons qui respirent. Le cycle métabolique est en pleine activité, les équilibres chimiques sont atteints. Les possibilités et les limitations mêmes de la maturité intellectuelle complète et de l'émotivité sont déjà implicites dans le système nerveux central très développé.

La transition qui s'opère depuis la naissance jusqu'à l'âge de cinq ans n'est pas moins frappante. Depuis Freud, on nous a constamment rappelé que le fondement psychologique posé pendant ces années est aussi définitif, aussi complet et presque aussi irréversible que le fondement élaboré dans le sein de la mère. Et cependant, l'éducation ne se termine pas à cinq ans. D'une certaine façon, elle ne fait que commencer. C'est seulement alors que la forme propre à l'espèce humaine de communication au moyen du langage commence à ouvrir ses immenses perspectives. C'est seulement alors que l'enfant commence à pouvoir, jusqu'à un certain point, « prendre le rôle de l'autre » (selon l'expression pleine de valeur de G. H. Mead) et ainsi entrer dans l'héritage humain de l'intelligence et de l'inintelligence que ces accomplissements rendent possibles. Ainsi, les années de l'âge moyen ont aussi leurs propres possibilités qui produisent de bons et de mauvais résultats. Ces années étant passées, que de choses nous reste-t-il à faire ! Je m'imagine que, en se concentrant sur ce point autant que sur les premières années, nous pouvons en être venus à ne pas apprécier, à leur réelle valeur formatrice, l'importance des années de l'adolescence. Je soupçonne que durant cette période la culture provenant de l'ouest, ou au moins l'anglo-saxonne et l'américaine, laisse voir sa plus grande faiblesse. Je me demande si la culture de l'adolescence serait si distincte ou si opposée dans une société qui pourvoirait adéquatement à la dernière étape de la croissance.

Nos considérations, cette semaine, nous amènent seulement jusqu'au terme de ce que nous appelons les années de l'adolescence. Elles laissent l'enfant, nous l'espérons, au sein de la famille, mais ayant déjà, de plein droit, un pied dans la communauté, probablement dans le monde du travail; il a, peut-être, seize ans. Il est en dehors du champ de notre étude, mais c'est encore un enfant. Combien de transitions lui reste-t-il à traverser avant qu'on le considère comme mûr si, toutefois, il atteint jamais ce rang ? Quand avons-nous terminé notre croissance ?

Ainsi, au cours des âges que nous sommes intéressés à étudier, l'enfant se développe, par son propre dynamisme physiologique et psychologique influencé par un milieu qui s'élargit. Qu'apportera ce milieu et qu'est-ce que l'organisme en voie de développement en fera ?

Lorsque, dans un passé lointain, me revient l'image de l'enfant de cinq ans, du garçon de douze ans, du jeune homme de dix-huit ans qui, tour à tour, porta mon nom et que je me demande ce qui me fit passer d'un stage dans l'autre, je vois des suites d'événements qui peuvent être reliées les unes aux autres de diverses manières. Quelques-unes des influences qui semblent avoir été déterminantes étaient inévitables à tout enfant qui grandissait dans le temps et le lieu où je demeurais. D'autres, très significatives pour moi, furent fortuites, en ce sens que leur signification dépendant d'un concours de circonstances qui ne devaient pas forcément se produire vis-à-vis de moi ni de quiconque : un ami rencontré, un livre lu, une expérience faite lesquelles, au moment où elles se produisirent, furent décisives. Ainsi, l'inévitable et l'accidentel me paraissent des bornes sur une échelle continue de probabilité.

A l'intérieur de cette échelle, j'en découvre une autre. De tout ce qui a influencé ma formation, certaines causes visaient à m'influencer directement ou indirectement et d'autres n'avaient aucun caractère intentionnel. Les paroles et les réprimandes de mes parents ainsi que leurs bons conseils tendaient directement à m'influencer; l'école visait, d'une manière plus large, à prendre ses responsabilités dont j'étais; même les lignes de conduite des gouvernements, qui jusqu'à un certain point, moulèrent le milieu dans lequel j'ai grandi, toutes ces choses étaient faites avec intention. Leur effet sur moi peut ne pas avoir été ce qu'on avait conçu; il a pu être beaucoup moins que leur effet qu'on n'avait pas calculé. Par exemple, la vie édifiante de mes parents avait sur moi une plus grande influence que leurs paroles. Néanmoins, je distingue cet élément, tel qu'élaboré de ce flux beaucoup plus généreux de circonstances qui m'ont instruit aveuglément et desquelles j'ai appris aveuglément. Je distingue encore cela, non pas d'une façon tranchée, mais comme l'extrémité d'une échelle sans fin. Elle enregistre l'éveil de l'initiative humaine comme cause déterminante dans les affaires humaines, un motif déterminant qui n'est pas moins caractéristique quand il manque qu'il ne l'est lorsqu'il réussit à atteindre son but.

Je désire aussi faire mention d'un autre domaine d'initiative, le mien. L'enfant apprend à organiser son expérience d'une manière caractéristique, et il interprète une nouvelle expérience à la lumière de ce qui a eu lieu auparavant. Depuis le jeune âge en avançant dans la vie, la signification pour l'enfant de ce qui lui arrive se trouve, non dans le caractère du fait ou dans les intentions de ceux qui l'ont causé, si toutefois il a été tracé, mais dans le propre système interprétatif de l'enfant, et ceci peut être changé également par la réflexion de l'enfant à ce sujet.

J'en suis donc ainsi arrivé à voir le procédé de croissance et de développement de la façon suivante : en principe, c'est un procédé d'action réciproque entre le développement de l'organisme et le milieu changeant auquel ce développement doit faire face, lutte dans laquelle chacun des deux éléments influence l'autre. Dans ce procédé, je distingue deux domaines d'initiative à l'échelle humaine. Dans le développement d'un enfant, l'un de ces domaines a un effet qui rétrécit, dans lequel les expériences premières décident de celles à venir. L'autre a un effet d'élargissement sur l'enfant et le décide à choisir de la manière dont il disposera de son expérience. Cependant, ces deux éléments sont étroitement liés.

Je me suis efforcé de décrire ce procédé bien connu, afin de vous démontrer combien il est complexe et obscur. Il s'arrange habituellement pour accomplir des fins apparemment contradictoires de continuité et de changement. Chaque génération doit prendre en main la culture dans laquelle elle s'est développée et par laquelle elle existe. De même aussi, chaque génération doit pouvoir considérer d'un regard critique et apporter des changements à la culture dont il a hérité, particulièrement sur les points où la génération précédente a été aveugle. Ainsi, chaque génération adulte doit utiliser son initiative pour développer chez la suivante la volonté d'accepter et la faculté d'évaluer son héritage, la confiance et l'indépendance de jugement. L'échange interminable qui en résulte constitue le coeur non seulement du procédé démocratique mais aussi bien de la vie sociale.

III

Notre modèle est encore trop simple. Ce que nous pouvons faire pour les jeunes se fait en grande partie par l'entremise des institutions de la société, dans lesquelles résident des moyens organisés d'action — notons la famille, le gouvernement, les affaires, les religions et les organisations volontaires telles que celles représentées ici. Pourvu que nous ayons une place dans ces institutions, nous pouvons utiliser tous les moyens mis à notre disposition et il dépend de nous de les bien employer. En plus de ceci, nous avons quelque pouvoir — et par conséquent quelque responsabilité — pour influencer, activer et changer les buts et, au besoin, la structure de ces institutions; et il existe de nombreux corps bénévoles à cette fin. Vraiment, pour comprendre la structure motrice d'une société moderne, nous avons besoin de connaître, pas simplement la source des puissantes forces d'action, mais aussi la nature et la force des pressions et des influences, organisées ou non, qui déterminent comment ces forces devront être utilisées.

Ainsi, nous devons employer notre initiative non seulement à influencer ce qui arrive aux enfants, mais aussi les institutions par lesquelles cette influence s'exerce. Notre responsabilité envers les enfants comprend la responsabilité envers les institutions dans lesquelles ils grandissent et qu'ils prendront en main plus tard.

En premier lieu, considérons la famille. Tout d'abord, mettons-nous bien dans l'esprit que la famille ne signifie pas pour nous ce qu'elle signifie pour des sociétés plus stables ou ce qu'elle signifiait pour nos ancêtres jusqu'à ces quelques dernières générations. La famille était alors un groupe considérable de proches, qui reconnaissaient des obligations mutuelles établies et qui vivaient bien rapprochés les uns des autres. Les enfants apprenaient à leur tour de leurs parents les connaissances spécialisées nécessaires pour gagner leur vie et élever leur famille; ils conservaient aussi les coutumes de leur société. La tradition ainsi transmise au sein de la famille ne différait pas beaucoup de celle des autres familles de la communauté et elle était renforcée par les institutions de la société. La famille dans les états modernes de l'Ouest, au contraire, est beaucoup plus petite en nombre et en durée. Ses membres adultes portant la responsabilité se bornent ordinairement aux parents, dont l'un et souvent les deux travaillent, ordinairement éloignés de la maison, à des emplois qu'ils n'enseignent pas à leurs enfants, à des travaux que leurs enfants ne partagent pas, ne comprennent pas ou ne voient même pas.

De toute évidence, la famille moderne ne porte pas et ne peut pas porter une part aussi grande que la précédente du travail de la transmission de la culture. Cependant, ses fonctions plus importantes demeurent et sont plus grandes en volume et plus difficiles que jamais auparavant, soit parce que ces changements les ont rendues plus difficiles à accomplir, soit à cause de la complexité et de l'état de continuelle évolution du monde dans lequel les parents sont forcés d'initier leurs enfants, soit aussi à cause de l'augmentation des connaissances qu'ils sont supposés avoir de leurs devoirs.

Un pays moderne doit ainsi faire face à un dilemme au sujet de la famille. Le devoir de la transmission de la culture, dans son sens le plus large, avec sa double demande de continuité et d'innovation, devient toujours plus difficile et plus important. La famille joue un rôle essentiel, traditionnel, qu'elle est de moins en moins apte à remplir. La société doit transporter à d'autres institutions une plus grande part des responsabilités de la famille, ou bien lui venir en aide sous une forme ou une autre. Ces responsabilités ne sont pas de libre choix, mais toutes les deux sont utilisées et doivent l'être. Mais un pays qui a vraiment à cœur de s'assurer que la famille doit être fortifiée plutôt que remplacée peut faire beaucoup dans ce domaine et l'ensemble de son programme d'action indique l'importance qu'il attache vraiment à ce résultat.

En premier lieu, il peut soutenir la famille à l'aide d'argent, de temps, d'espace vital, d'instruction et de conseils provenant de spécialistes. L'exemple le plus frappant sur le premier point, particulièrement au Canada, est le système des allocations familiales. La semaine de travail qui diminue sans cesse est supposée apporter plus d'heures de loisirs. Dans mon pays, cette diminution tend à être complètement compensée par du travail supplémentaire et par un excédent d'emplois stables, de sorte que la moyenne d'heures de travail — même à l'exclusion du travail de soir — diminue à peine. Le besoin d'espace vital demande une politique de construction de maisons résidentielles qui assureront aux parents l'espace nécessaire pour élever leurs enfants. Il requiert aussi que l'on s'occupe d'élaborer un plan des villes et de l'usage du terrain qui assureront aux enfants de l'espace pour s'ébattre, faire de l'exercice et se grouper; ainsi on leur fournira une chance d'échapper à la mort, et aux accidents mortels des routes. On peut illustrer la formation donnée aux parents par l'instruction qu'ils reçoivent sur le soin des enfants avant et après la naissance et que les cliniques diffusent de plus en plus. Ce service est un empiètement sur l'une des fonctions de la famille, celle de la grand'mère, mais qui n'intervient pas dans la relation entre la mère et l'enfant. A mon avis, je crois que cette fonction est de première importance parce que l'enfantement est l'unique occasion qui amène les parents à prendre des directives vraiment professionnelles au sujet des jeunes enfants qui vivent dans une atmosphère de santé normale. C'est la voie idéale qui conduit à la médecine préventive. Je n'étudierai pas aujourd'hui d'autre forme d'enseignement dont les parents ont besoin dans leur tâche propre. Le travail de la garde-malade et des autres services de santé à domicile illustrent bien ce que l'on entend par un avis d'experts.

Voici une remarque non moins importante : là où la société dépose entre les mains d'autres institutions une fonction que devrait remplir la famille, elle peut faire de son mieux pour assurer une forte association entre les deux. Les services éducatifs, qui existent par exemple dans mon pays, ont pris la responsabilité, non seulement de l'enseignement officiel et technique, mais aussi d'une partie de la nutrition de l'enfant et des moyens préventifs de la santé. Afin de compenser pour cette compartimentation des fonctions, l'association des parents et maîtres est constituée de façon à assurer l'association dont l'école et la famille ont également besoin pour joindre et coordonner leurs connaissances pratiques au service de leur intérêt commun.

De même, les services hospitaliers ont pris en main la responsabilité de beaucoup de soins médicaux, mais à moins qu'ils ne connaissent complètement la situation familiale de leurs patients et à laquelle ils vont retourner, leurs efforts seront peut-être perdus; d'où ressort le besoin d'assistantes sociales pour maintenir le contact entre les deux.

L'association n'est pas moins nécessaire entre les agences spécialisées lesquelles partagent ce qui auparavant était une responsabilité de la famille. Par exemple, beaucoup de cas de délinquence juvénile qui, dans les sociétés simples (si toutefois on s'en préoccupait), étaient réglés par la famille, se trouvent réglés par notre entremise dans les cours juvéniles. L'association nécessaire qui existe entre les services pénaux et les services sociaux et médicaux est rapprochée et délicate. Le succès remarquable de quelques expériences dans lesquelles les services médicaux et psychiâtriques ont été intégrés dans un seul groupe dans la cour juvénile, démontre combien est laissé en souffrance ailleurs.

Ainsi, un nouveau genre de traitement de l'enfant est en voie de développement, procédé compliqué et exigeant, mais rempli de promesses pour toute société préparée à payer le prix exigé pour le mettre en œuvre. Il requiert tout d'abord, deux attitudes d'esprit principales : la première est la conviction que l'état de parent est une profession qui demande de l'habileté et que ceux qui la pratiquent le plus activement, disons depuis la conception de leur premier enfant jusqu'à la fin de l'adolescence de leur dernier, accomplissent une fonction plus importance qu'aucune autre de celles qui leur revient en propre, en ce moment ou plus tard. La seconde est la conviction que tous les spécialistes sont associés à une même cause et qu'ils ont une tâche collective à accomplir en se comportant les uns envers les autres comme des partenaires dont l'application et les talents particuliers doivent être coordonnés avec les leurs dans l'intérêt de l'enfant. Cette formule, remarquez-le bien, comprendra presque toujours la famille et requerra aussi les services d'autres spécialistes.

Il est difficile de faire passer ces convictions dans la pratique de la vie. En effet, bien qu'il y ait surabondance de spécialisations, chaque spécialiste trouve son travail plus facile, s'il peut le poursuivre isolément. Nous savons tous que cette tendance est dangereuse, en ce qu'elle peut facilement masquer chez tous ceux qui sont intéressés, le point de vue que tous devraient partager; par exemple, que l'enfant forme un tout et, de plus, un tout élargi dans le temps, dont le présent est toujours lié au passé et au futur. La santé forme un tout indivisible, et même son intégrité n'est pas compréhensible si elle ne se rattache pas par un lien à sa famille. Ces dangers inévitables ont été mis en valeur dans quelques-uns des travaux présentés durant ce congrès.

Afin de rendre efficace l'un et l'autre genre d'association centrée sur la famille, nous avons besoin de développer les talents et les techniques de liaison qui sont encore rudimentaires. Il nous faut recruter, former et rémunérer les professions subordonnées dans les domaines social, éducatif et médical à une échelle que, du moins dans mon pays, nous n'avons pas encore reconnue. Au-dessus de tout, semble-t-il, nous avons besoin de créer un climat dans lequel les adaptations nécessaires seront faites là où elles sont requises. Car c'est un nonsens de construire une partie de notre société sur la supposition même qu'une autre partie de notre plan rend impossible à exécuter. Nous sommes tenus à faire tout ceci, pour acquitter une partie du prix à payer pour vivre dans la société que nous avons créée.

Je vais appuyer cette assertion sur une citation provenant d'un discours prononcé récemment par un psychiâtre qui décrivait un système pour le traitement des maladies mentales et où il est question d'un hôpital donnant des soins le jour seulement et situé au milieu de quatre villages où les patients trouvaient la pension. « It is part of the regulations leading to admission that patients are accompanied by their relatives . . . who should be able to cook for them, wash their clothes, take them to the hospital in the morning and collect them in the afternoon. » Les enfants « are always accompanied by a great number of relatives, usually a mother, an aunt and a sister. » Vous apprendrez, sans beaucoup d'étonnement, que cette communauté oisive est encore sous-développée — elle est située au Nigéria. Le conférencier nota que « recent social economic changes . . . have transformed the economy of the homes with attendant disruption and disorganization of the family units. Mothers and other relatives can only stay for a relatively short time and when illness is becoming protracted the relatives cannot afford the financial commitments involved, as they do not as before enjoy the old family solidarity and mutual support[1]. »

En Grande-Bretagne et au Canada, je crains que même ce plan modifié soit au-delà des ressources des familles et des hôpitaux. Cependant, notre société en comparaison avec des sociétés plus simples, devrait être moins pressée par les problèmes de la vie quotidienne, mieux équipée, pour étudier des problèmes à long terme, plus disposée à apprécier, pour nous-mêmes et nos enfants, les aspects non utilitaires de la vie, moins restreinte par le manque d'argent ou de temps pour les réaliser. Ces dividendes semblent venir lentement. Peut-être, les actionnaires ont-ils oublié de les attendre. Peut-être les directeurs les encouragent-ils à oublier.

IV

Me voici arrivé au moment de répondre à la question qui forme le titre de mon travail : « Qu'est-ce que nous devons à nos enfants ? »

Je dirai tout d'abord un mot sur l'inégalité qui est, de toute nécessité, latente dans ce mot « enfant ». C'est un fait biologique, auquel on n'échappe pas et qu'on devrait bien accueillir, que le mélange des gènes, même par les mêmes parents, produit des descendants dont chacun est unique, génétiquement parlant. Nous n'avons aucune idée de l'ampleur de ces différences génétiques entre nous, ni jusqu'où peuvent atteindre leurs effets.

Lorsque ces différences résultent en une divergence énorme d'une norme universellement reconnue comme bonne, nous appelons la divergence un défaut. Tout le monde considère que la vue est une

[1]T. Adeoye Lambo. *Mental Health at Home and Abroad.* Proceedings of a conference in London, England. National Association for Metal Health, 39 Queen Anne Street, London W.1, 1960.

bonne chose; par conséquent, être né aveugle est un handicap affligeant. Puisque notre culture n'apprécie pas la valeur de l'acuité visuelle au-dessus d'un niveau peu élevé, quiconque dont la vue est suffisante pour les besoins normaux de l'existence, particulièrement pour la lecture, est classé comme normal à ce point de vue; quiconque est au-dessous de cette norme est handicapé. L'acuité de la vision peut même passer inaperçue. La même chose est vraie des autres sens et des perfections sensorielles.

Lorsque notre civilisation apprécie hautement une aptitude telle que la capacité intellectuelle mesurée par notre système d'éducation, elle reconnaît des degrés d'aptitude et les évalue sur une échelle ascendante. Néanmoins, la moindre aptitude nécessitée, pour participer utilement au système éducatif, demeure une barrière qui divise le normal de l'anormal, l'anormal étant composé de ceux pour qui une stipulation anormale est nécessaire.

A part ces différences dans le degré d'excellence, nous avons la diversité. Le philosophe, le héros et le saint se trouvent rarement dans le même individu. Plus précisément, peu d'entre nous, s'il en existe toutefois, possèdent à un haut degré les qualités du poète, du physicien adonné à la recherche et de l'homme exceptionnellement doué pour les affaires. En autant que nous le sommes, nous ne pouvons développer l'un de ces talents qu'au détriment des autres.

Ainsi, le mot général « enfants » comprend au moins trois distinctions majeures : l'une est la distinction entre le normal et l'anormal; la seconde est la distinction entre ce qui est supérieur et ce qui l'est moins que nous traçons dans ces domaines où nos valeurs culturelles agissent et où nous pouvons mesurer un succès relatif; la troisième est la distinction entre différentes sortes d'excellences, bien que les excellences ne soient pas comparables entre elles, quoique notre culture puisse les apprécier et les récompenser à différents degrés.

La normalité ou l'anormalité de notre vue ou notre quotient intellectuel sont déterminées par ce que notre culture ou nos institutions s'attendent à ce que nous possédions. Le degré d'excellence que nous atteignons dans ces domaines est déterminé par une échelle qui reflète la valeur que notre civilisation y attache. Quant à nous, les points sur l'échelle du quotient intellectuel qui excèdent le minimum requis pour se qualifier sont beaucoup plus significatifs que ceux qui sont sur l'échelle d'acuité visuelle et on les remarque plus soigneusement. Dans d'autres civilisations, cette évaluation relative pourrait être renversée.

Mentionnons qu'il existe divers degrés de supériorité dans l'ordre des différences comme dans celui de la diversité.

Il y a des différences et des variétés de caractère, aussi bien que des talents intellectuels et autres qualités, dont le fondement physiologique est presque entièrement inconnu. Par exemple, jusqu'à quel point le courage, la force d'âme, l'endurance, la stabilité sous le poids de la force, ou encore la sympathie, l'intropathie, l'amour, sont-ils des variables dépendant de la capacité inhérente du système nerveux central ? Tout simplement, nous ne le savons pas.

Le législateur, le professeur, l'agence sociale ne peuvent pas éviter entièrement de penser en termes de classes et de tracer des projets pour les besoins des classes. Il est plus important qu'eux et nous gardions clairement en notre esprit et clairement séparées les trois distinctions que ce concept de classes tend à cacher entre les degrés d'excellence, et la distinction entre les diverses sortes d'excellence que l'on ne saurait comparer. Nous devrions aussi nous souvenir des influences culturelles et celles des institutions par lesquelles cette riche variété est séparée et taillée en classes diverses.

Considérons en premier lieu les besoins de ceux qui, pour une raison quelconque, sont jugés inférieurs à la normale par les services « normaux. » (Nous laisserons de côté pour le moment les doutes que le mot « normal » devrait nous laisser dans l'esprit.) Quel mélange composent ces « êtres exceptionnels » qui, parce qu'ils sont exceptionnels, sont mal pourvus ! Ils comprennent l'enfant normal qui, parce qu'il demeure dans une région éloignée, ne peut fréquenter une école convenable; l'élève brillant et le retardé pédagogique, à qui également le programme d'études normal ne convient pas; le handicapé physique, l'aveugle, le sourd, le paralytique, qui ont besoin de moyens spéciaux d'enseignement; l'instable et le délinquant qui ne peuvent pas utiliser leurs talents naturels à cause de difficultés d'une nature différente.

Arrêtons-nous, tout d'abord, à considérer pour un moment la responsabilité énorme de chaque génération, étant donné qu'elle détermine, par une multitude de choix individuels, la constitution génétique de la suivante. Dans la plupart des sociétés de l'Ouest, ces choix sont le produit de l'attrait sexuel mutuel, limité seulement par les tableaux d'affinité et, dans plusieurs pays, par la prohibition du mariage de quelques classes de faibles d'esprit. La science de l'eugénisme, dont on avait beaucoup espéré ou qu'on avait beaucoup redouté, il y a cinquante ans, est dans un état d'affaiblissement; il est démontré que le sujet dont elle traite est beaucoup plus difficile à traiter que plusieurs ne le croyaient. Même les simples leçons qu'elle peut enseigner sont ordinairement ignorées. Par exemple, combien y a-t-il de couples qui débutent joyeusement dans l'oeuvre procréatrice, prennent la peine de s'enquérir ou même de réfléchir s'ils vont léguer à leurs descendants un héritage de groupes sanguins incompatibles ?

Ainsi nous acceptons, et nous devrions accepter de toute façon, que la génération suivante de la nôtre produira un pourcentage d'enfants qui auront besoin de soins spéciaux. D'après un travail présenté au cours de ce congrès, beaucoup plus de 10 pour cent des Canadiens d'âge scolaire requièrent des traitements spéciaux dans leurs études. De ceux-ci, la plupart des surdoués (2 pour cent) et des arriérés (2 pour cent) et, dans des proportions variables, d'autres classes d'enfants exceptionnels seront déterminés selon la génétique, et une proportion beaucoup plus grande prédisposée dès la conception. Ainsi, chaque couple qui se met en devoir de commencer une conception a plus d'une chance sur vingt d'être investi pour la vie de l'une de ces responsabilités spéciales. L'état possède, d'après les statistiques, la certitude que ces responsabilités spéciales envers ces classes de personnes excéderont 10 pour cent de la population enfantine entière.

Laissons de côté, pour un instant, les enfants surdoués. Quant aux autres, acceptons comme probable qu'au point de vue matériel, ils coûteront davantage et contribueront à un degré moindre que leurs camarades et que leurs plus lourdes plaintes retomberont en premier lieu sur leurs parents.

J'ai trois déclarations à faire au sujet de ces enfants handicapés. Premièrement, il semble évident que la société a une double responsabilité à leur égard — faire tout ce qu'elle peut pour les rendre capables, en dépit de leur déficience, de faire une existence aussi remplie que possible; venir en aide à ceux qui, par hasard, jouent le rôle pénible et ingrat de parents de ces enfants. Je fais découler cette responsabilité, d'une part, de l'unique signification des enfants comme individus humains; d'autre part, de la façon laissée en grande partie au hasard dont ces devoirs importants et lourds sont distribués; et aussi de la très haute valeur de la pitié, comme la qualité qui, beaucoup plus que l'intelligence, nous distingue à titre d'humains.

La deuxième chose que je désire exprimer au sujet des handicapés est celle-ci : Nous ne devrions pas permettre à ce que j'ai appelé différence de cacher ce que j'ai appelé diversité. Privé de vue, un aveugle n'est pas un homme normal. C'est un homme dont le développement a été beaucoup changé, non pas cependant entièrement pour le pire, par l'absence de renseignements visuels, de plaisirs et de distractions provenant du sens de la vue et par le besoin d'accepter ces changements et d'y répondre. Les grands musiciens aveugles du monde eussent-ils été plus ou moins grands, comme hommes ou comme musiciens, sans leur cécité ?

Ma troisième remarque est la suivante sur la sollicitude envers les handicapés. Le « soin » donné par un être humain à un autre ne peut pas s'évaluer par le résultat obtenu par le comportement de l'autre, que ce soit le retour à la santé après une maladie, l'acquisition d'un talent ou l'indépendance ou toute mesure du genre. On doit l'évaluer pour lui-même, ou, si vous le préférez, pour ce qu'il ajoute à la qualité des relations humaines qui constituent une société. Vraiment, il peut se faire que nous soyons trop enclins à faire porter aux handicapés les mêmes responsabilités qu'aux autres quant aux valeurs de la société normale. Par exemple, s'attendre à ce que les arriérés trouvent du plaisir plutôt que de l'anxiété dans le genre d'indépendance que notre société prescrit comme admirable pour l'être normal.

Notre civilisation, à mon avis, est utilitaire à un degré pathologique. Nous nous attendons à ce que la valeur de toute activité s'explique comme un moyen de parvenir à autre chose et ainsi de suite, la dernière valeur étant perdue d'une manière fort opportune derrière un retour indéfini; tandis que je crois, au contraire, que la qualité d'une société serait mieux mesurée — si toutefois elle était mesurable — par l'étendue de laquelle l'activité d'un homme, d'une femme et d'un enfant serait justifiée (s'il était besoin de justification), comme étant aimable, plaisante, et convenable en elle-même. C'est la raison fondamentale qui justifie les soins compatissants que l'on apporte aux handicapés. Sans cela, cette pitié irait en languissant, ne serait-ce que parce que trop peu de personnes désireraient s'y adonner. Par conséquent, le soin des handicapés n'est pas un détail accessoire, par lequel on peut mesurer la richesse d'une société, mais plutôt une pierre de touche dont on peut mesurer son humanité.

Maintenant, un mot sur les surdoués. Eux aussi ont besoin d'attention spéciale, de sollicitude qui ne semblent pas fondées sur la pitié, car toute société a un intérêt facile à comprendre dans le développement de ses enfants les plus brillants. Néanmoins, la supériorité de l'intelligence présente aussi ses risques, ses points faibles, lesquels n'affectent pas seulement l'enfant exceptionnel, mais aussi ses parents et ses maîtres. Il n'est pas facile de former un esprit supérieur au nôtre.

Qui sont ces enfants brillants ? Par quels critères furent-ils classifiés dans le travail que j'ai mentionné ? Ils comprennent ceux qui, vraisemblablement, termineront leurs études avec grande distinction dans des écoles universitaires reconnues; mais est-ce qu'ils comprennent les écrivains remarquables de demain, les peintres, les musiciens ? ou ceux qui sont doués de talents remarquables pour les productions manuelles ? ou même tous les directeurs administratifs de demain ? Est-ce qu'ils comprennent les saints de demain ? ou ceux chez qui les « normaux » de demain, lorsque atteints par le malheur, chercheront la consolation et l'appui ? Est-ce qu'ils comprennent ceux qui sont doués du don spécial d'une appréciation raffinée et sûre de la beauté dans la nature, de l'art ou du comportement humain ? Nous pouvons être assurés qu'aucune de ces valeurs excellentes n'a été signalée, sauf en autant qu'elles correspondent à un quotient intellectuel anormal de supériorité.

Cependant nous sommes intéressés, non pas simplement ni principalement au besoin pour l'humanité de diriger des laboratoires de recherches de demain, mais au besoin de développer la haute valeur humaine dans toutes ses dimensions. En conséquence, permettez-moi de délaisser l'aspect anormal pour m'arrêter à l'aspect normal, catégorie qui semble céder sous nos pieds. Est-ce que nos services normaux paient notre dette même pour le normal ?

Cette stipulation « normale » peut s'adapter elle-même à divers degrés afin de traiter avec divers individus. Une grande école peut organiser deux catégories ou davantage d'enfants de divers niveaux d'aptitudes, absorbant à différentes vitesses les divers programmes. Dans ce genre d'école, les enfants doués et les intelligents sont également normaux, pour la simple raison que leurs aptitudes « normales » concernent les deux. Les mêmes enfants, s'il ne leur était possible de fréquenter qu'une école à une seule catégorie, deviendraient anormaux.

C'est évident, les arrangements des institutions devraient être faits de manière à inclure la plus grande diversité possible dans la catégorie normale. La multiplicité des catégories de groupes de sujets, de matières optatives, non moins que l'augmentation dans la proportion maîtres-élèves, sont des moyens pratiques par lesquels les écoles peuvent répondre à ce besoin. Ces arrangements, cependant, pourvoient en premier lieu aux différences d'un caractère et d'une tendance intellectuels. Mais nous avons vu que ce qui sera le plus nécessaire à la prochaine génération sera la possession d'un jugement équilibré et de lois qui en régissent le bon fonctionnement. Ceci n'est-il pas aussi quelque chose que nous devons aux enfants ?

Les sociétés démocratiques de l'Ouest sont dans un dilemme au sujet de l'enseignement. Les principes considérés autrefois comme certains ont été minés d'une part par l'insistance de la science sur le fait prouvé que toute connaissance est une hypothèse, jamais parfaitement établie; et d'autre part par l'enseignement de l'anthropologie voulant que l'éthos d'une société soit un produit changeant de son histoire et de ses circonstances.

Ce dilemme ne devrait pas nous remplir d'épouvante. Il est vrai que je puis me tromper dans ma définition d'un fait, et ce que je crois être une tâche à accomplir. Mais ces deux croyances ne sont pas comparables. Si j'enseigne à mon fils que la terre est plate, ceci ne l'empêche pas néanmoins de découvrir qu'elle est ronde, mais je ne l'aurai pas aidé dans sa découverte. Si, d'autre part, je lui enseigne à aimer la justice, il peut néanmoins découvrir que quelques-unes de mes pratiques les plus chères sont injustes; mais je l'aurai aidé dans cette découverte. Peut-être est-ce cette distinction que la langue française reflète en utilisant deux différentes prépositions pour désigner le verbe « croire ». Je crois « à la rotondité de la terre », mais je crois « en Dieu ».

De toute façon, les institutions sociales ne sont pas et ne peuvent pas être moralement neutres. Madison Avenue parle avec autant de force et de confiance de la vie vertueuse que n'importe quel groupement religieux. Les professions et les institutions adonnées à l'éducation et à la charité ne peuvent pas s'abstenir de parler de cette question discutée. J'aimerais les voir employer leur force, en premier lieu, à promouvoir ces valeurs qui, selon toute apparence, sont les moins vraisemblablement de nature à démontrer leur échec. Par exemple, je ne vois aucun danger à les utiliser pour imprégner chez les jeunes gens un sens inaliénable de la responsabilité du jugement individuel — le jugement qui va jusqu'à critiquer et celui qui ose faire confiance.

En second lieu, je voudrais voir cette force à l'œuvre pour garder bien vivantes ces valeurs qu'une idéologie courante de la société néglige d'une façon très évidente. Pensez à la citation suivante : « We cannot afford education that does not make the individual a bigger, a better, a more dedicated or a more excellent — that means a more productive person[2]. »

Je suis d'accord avec ceci dans l'ensemble, mais selon moi, nous devrions nous rappeler que la faculté de recevoir, d'apprécier, de distinguer et d'évaluer peut être considérée comme un critère de l'excellence humaine en elle-même, et que développer ces qualités peut être un devoir majeur de l'éducation; que ceci, en vérité, peut être précisément la sorte d'éducation qui nous soit indispensable. En effet, notre principale carence, aujourd'hui, semble être, non pas des hommes

[2]Peter F. Drucker. *The Landmarks of Tomorrow*. London: William Heinemann, Limited, 1959.

d'action travaillant de leurs mains sur des instruments de production, ni des génies calculateurs, soutenus par des machines comptables géantes; mais nous avons besoin d'hommes de jugement, doués pour apprécier et évaluer la vie humaine.

Mais, je n'ai pas encore répondu à ma question. Nous devons, je crois, procurer aux enfants, autant que possible, les moyens les plus favorables au développement d'une personne totalement humanisée, qui excelle dans les facultés d'action cohérente, de pensée logique et d'appréciation intelligente de toutes les valeurs que les êtres humains peuvent apprendre à pressentir — ce dernier résultat étant la plus grande mesure de leur humanité. Notre responsabilité envers eux concerne chacun d'entre nous, mais nous avons aussi une responsabilité collective envers les institutions. Celles-ci forment une partie très importante des ces conditions par lesquelles nous contribuons si largement à l'élement conscient de direction au jeu aveugle des forces qui, autrement, nous moulent ainsi qu'elles-mêmes. Ces institutions, avec tout ce qui les accompagne, sont peut-être la partie la plus importante de l'héritage que nous conservons et transmettons, sauf la volonté et l'orientation nécessaires pour les renouveler.

Les Enfants au Canada — étude sur le présent et le passé[1]

KASPAR D. NAEGELE, Ph.D.

*Département de l'Anthropologie et de la Sociologie,
Université de la Colombie britannique*

Je me propose de vous parler ce matin de l'évolution des générations dans le contexte de l'histoire et de la société canadiennes. Après avoir reçu de nous tous les soins, nos enfants nous laissent entendre que nous vieillissons. Mais ce changement n'est pas tout simplement une période de l'existence. Prenez, par exemple, les plus jeunes d'entre nous qui sont maintenant des parents et qui étaient enfants vers 1920. Nous n'avions pas encore tout à fait vingt ans au commencement de la seconde guerre mondiale. Nous avons été élevés par des parents qui avaient vingt ans ou moins au tournant du vingtième siècle. Nos parents ont connu les années de leur vingtaine et de leur trentaine — les années d'avant 1914 — comme des années de prospérité. Ils avaient atteint leur quarantaine durant la dépression. Et nos enfants, leurs petits-enfants, naquirent peu après le milieu de la décade de 1940 à 1950. Pour nos enfants, tout ceci est de l'histoire; même pour nos étudiants qui naquirent quelques années avant ou quelques années après le mois de septembre 1939, ce changement fait partie de l'histoire. Notre propre enfance, celle de nos parents et celle de nos enfants, sont ainsi sous de nombreux rapports, tout à fait impossibles à mesurer. Cependant, je désire faire quelques observations sur certains contrastes qui existent entre enfants et adultes, tout d'abord en commençant par « l'extérieur » pour se terminer à « l'intérieur ».

Vous n'avez pas, je suppose, d'objections à entendre des observations discutables et même pénibles. Je ne sais pas comment présenter le peu de conniassances que j'ai, sans entrer dans les discussions actuelles. Ces

[1]L'extrait suivant provient d'un discours prononcé à la séance plénière du lundi, le 3 octobre 1960. L'idée générale de cette causerie était de compléter une étude préparée pour les délégués de la Conférence canadienne de l'Enfance et distribuée au préalable. On peut se procurer des exemplaires de cette étude au bureau central de la Conférence situé à 31 rue Alexander, Suite 114, Toronto 5, Ontario.

discussions portent sur la distribution de nos ressources — de temps, de talents, d'argent — entre les réclamations rivales. Elles concernent les diverses manières de séparer ou d'unir les domaines de notre société, particulièrement les domaines de la famille, du travail, de la religion et de la politique. Elles concernent l'effort pour équilibrer la croyance dans l'autonomie locale avec un inévitable engagement pour les standards d'excellence nationaux et internationaux. Elles touchent à l'attachement que nous avons à la fois pour la tradition et pour les inventions nouvelles.

Par conséquent, parler des enfants et de l'enfance, particulièrement dans des réunions publiques et nombreuses, c'est connaître plus qu'on ne dit. C'est aussi dire plus qu'on ne sait. C'est une occasion d'avoir à régler les contradictions comiques et tragiques qui existent entre ce qui est, ce qui pouvait être et ce qui devrait être. Résumons en termes très simples : par le seul fait qu'ils existent, les enfants représentent des promesses et des regrets pour nous, les auteurs de leurs jours, leurs guides et leurs exploiteurs. Nous les rencontrons, aujourd'hui, à la maison ou à l'école, dans un hôpital ou sur la rue, dans le cadre plus large d'une société industrielle. Le Canada, de plus, est un exemple spécial de ce groupe encore minime de sociétés dites modernes et industrielles.

Nous savons que les sociétés industrielles se caractérisent le mieux, quoique imparfaitement, par des phénomènes fortuits : l'importance primordiale des manufactures, la séparation du travail de la vie privée et domestique, la coordination des efforts et des activités d'un grand nombre de personnes qui ne se connaissent à peine par l'entremise de l'administration, l'importance de l'éducation formelle et technique, la proéminence des professions et l'idée que le centre des choses se trouve dans la métropole.

Nous savons aussi que la société industrielle engendre un conflit d'un caractère particulier. C'est une société dans laquelle les adultes doivent être capables d'attitudes et de jugements objectifs. C'est une société qui réclame de nous l'évaluation des cas selon leur mérite. « Mérite » et « cas » sont, dans le langage, des termes caractéristiques d'une attitude qui voudrait remplacer, autant que possible, le hasard de classe et de naissance par des qualifications à titre de compétences acquises au nom de divers idéaux d'égalité, de liberté et de progrès. Et ainsi, nos enfants, devenus adultes, seront invités à abandonner leurs sautes d'humeur et aussi leurs préjugés quand ils se présentent aux examens, discutent en comité, prennent des décisions et traitent de situations difficiles concernant les autres. Mais ils auront appris de nous, qui le croyons, que les questions les plus importantes sont, en définitive, des questions personnelles. Les sociétés industrielles développent beaucoup l'esprit d'équipe; mais, par un défaut de logique, elles ne permettent pas au même degré la culture de la fraternité.

Le Canada fournit son contingent d'autres difficultés au sein du conflit fondamental. Aidés par la prose élégante d'une commission royale de date récente sur notre économie future, nous pouvons maintenant admettre que nous habitons un pays vaste, rude, morne et vide. Comme on l'a dit souvent, nous sommes grands en étendue et petits en population. Cependant, il faut survoler ce pays et y voyager longtemps pour que ce fait intellectuel devienne une connaissance sensible avec les conséquences propres de pitié et de crainte.

A sa façon le Canada est une mère qui engendre beaucoup de contrastes. A part son bilinguisme et exception faite de l'oreille trop attentive, ce ne sont pas, tout d'abord, des contrastes de langues et de dialectes. Ce sont des contrastes de paysages. Quelles conséquences y a-t-il pour un enfant qu'il soit né et élevé dans la ville de Québec ou dans la vallée de la rivière Saint-Jean; dans les Cootenays ou à Marysville, au Nouveau-Brunswick; à Kamloops ou quelque part dans le sud de l'Ontario; dans les Prairies, dans les cantons de l'Est ou sur l'Ile de Vancouver ? Il est indéniable que cela fait une différence ! Les contrastes, admettons-le, semblent parfois s'atténuer derrière la laideur de cette chaîne de cliniques vétérinaires et de motels qui vous saluent à votre arrivée dans la plupart de nos villes, soit à Toronto, à Halifax, à Calgary, à Montréal ou à Winnipeg. Ces contrastes esthétiques et de la nature sont très éparpillés au sein des frontières politiques de dix provinces, et semblent en dernier lieu, vivre une existence à moitié cachée dans la contemplation du paysage intérieur qui est nous, leurs résidents.

Le Canada, dont la présence est fortement burinée, comporte aussi une certaine disposition par couches. D'un côté, nous sommes, comme l'on dit, « un pays jeune ». Beaucoup de ce qui nous entoure, lorsque cela est fait de main d'homme, a été construit presque simultanément. Au fur et à mesure que vous vous avancez à l'ouest, vous ne trouvez pas dans beaucoup d'endroits des empreintes laissées par les diverses époques, mais plutôt des rangées de maisons toutes construites à la même époque, rapprochées l'une de l'autre. Et, cependant, il existe des couches humaines — celles des immigrants. Le Canada est, après tout, un pays qui comporte l'histoire d'une affluence extraordinaire et d'un exode important. C'est un pays dans lequel la formation des enfants se fait par des adultes qui, jusqu'à tout récemment, étaient eux-mêmes profondément occupés à la préparation des cadres de la colonisation et de l'établissement.

Dans le plan de mon étude, dont cette causerie n'est pas une répétition mais dont elle est une contrepartie moins académique, j'ai consacré plus de réflexion à la question des contrastes qui existent dans la société canadienne. Je prétends qu'une bonne partie de nos sentiments, au moins dans la portion du Canada appelée d'expression anglaise, dont nous traitons, apparaît sans hésitation en termes négatifs. Nous nous comparons dans une forte proportion, dans ce pays, à deux autres traditions — la tradition américaine et l'anglaise. Nous nourrissons à leur sujet des sentiments variés. Nous cherchons à différer de tous les deux. Cependant, nous retombons sur ces deux pistes, dans bien des cas, quand nous cherchons les modèles de notre concept de la perfection. Nous aimons la franchise libre, et les standards de vie des Etats-Unis. Nous aimons le solide bon sens administratif et les formes de gouvernement que nous acceptons comme les traditions et les présents des Anglais. Mais nous cherchons à éviter les lignes de distinction sociale qui apparaissent aussi dans la société anglaise et nous sommes aussi vigilants à noter chez l'Américain un manque de décorum ainsi qu'un comportement manifestement sans gêne.

Nous ne différons pas seulement sur un point. En plus de posséder au moins deux cultures, notre pays est sûrement marqué de profonde diversité. On a souvent remarqué et prouvé cette dualité; aussi cette causerie ne saurait traiter ce sujet que d'une façon incomplète. La dualité, naturellement, commence au berceau ou même plus tôt. Si vous jetez un coup d'œil sur les livres que nous avons envoyés à l'Exposition Internationale de Bruxelles, vous remarquerez que les échantillons en français et en anglais indiquent une différence bien caractérisée, même dans leurs titres. Si les œuvres anglaises sont représentées par des titres comme *True North, Buckle Horse*, and *Logging with Paul Bunyan*, celles des Canadiens de langue française sont décrites dans des titres comme *A nous deux, Mademoiselle, Les vacances de Geneviève* ou *Par terre et par Eau*. Nous avons aussi envoyé *Susannah, A Little Girl with the Mounties* et *Josette, la petite Acadienne*. Notre diversité peut provenir de l'éducation, de l'origine raciale, de la religion et du travail. Elle s'exprime, chez les adultes, par nos différences concernant les classes sociales, l'intensité convenable avec laquelle la vie devrait être vécue, l'appartenance à un groupement plus considérable, que ce soit le Commonwealth, l'OTAN ou les Nations Unies, dont le Canada devrait faire partie, et la proportion dans laquelle nous devrions augmenter notre population à l'aide de l'immigration.

Cette diversité en arrive, avec le temps, à trouver une position d'équilibre. Nous savons que les générations diffèrent dans leurs opinions, leur genre de vie et leur mentalité. Il y a environ trois cents ans, par exemple, un officier de l'armée ou un soldat qui s'établissaient sur un domaine acquis au moyen d'un octroi royal avait parfois des difficultés à choisir une épouse. Pour parer à cet inconvénient, la France envoya des contingents de filles dont un grand nombre — les filles du roi, comme on les appelait — étaient des filles d'officiers de l'armée morts à la guerre. Ces filles avaient été élevées et éduquées par des religieuses, et étaient souvent des femmes bien cultivées. D'autres furent recrutées dans divers districts par des curés. Ces mères futures du Canada, semble-t-il, furent choisies avec soin pour leurs hautes qualités morales. Les quelques cas douteux qui échappèrent à la surveillance retournèrent dans leur pays. En route vers le Canada, ces recrues étaient accompagnées par des femmes respectables. A leur arrivée, elles étaient placées sous le soin des religieuses qui les instruisaient et les aidaient à se choisir un mari. Aujourd'hui nous faisons face à des questions différentes; cependant nos épouses, sauf lorsque leurs maris ont reçu une éducation plus soignée sont en général encore mieux éduquées, au moins dans le sens d'être demeurées plus longtemps à l'école.

Est-ce que l'on s'attendrait aujourd'hui à ce qu'un garçon de quatorze ans écrive une lettre du genre de celle qu'une personne de cet âge écrivait à ses parents en 1888. « We were getting along first rate and if you feel like staying a little longer, why then do so, but let us know. I think it would do you both good. I am sure that no person could have kept the office more faithfully than I. » L'auteur de cette lettre est, il va sans dire, bien connu de la plupart d'entre nous; il se nomme William Lyon Mackenzie King. De plus, ne sommes-nous pas très éloignés de l'époque où l'on pouvait écrire un ouvrage classique du genre de celui qu'écrivit une femme, née en 1874 à Clifton, Ile-du-Prince-Edouard. Sa mère étant morte jeune, la jeune fille fut élevée par ses grands-parents à Cavendish. Elle se maria à un ministre presbytérien dont elle eut deux garçons. Il n'y a que dix-huit ans qu'elle est morte. Elle écrivit, comme vous le savez, un volume intitulé *Anne of Green Gables.* Je suppose que quelques-uns des passages du commencement ne pourraient pas soutenir l'enquête rigoureuse de nos procédés d'adoption récents. Mais vous vous rappelez sans doute les merveilleuses descriptions de Mme Rachel Lynd et sa conviction qu'il n'était pas prudent d'adopter un enfant. On pensa tout d'abord que l'enfant dont il était question était un garçon, mais il se trouva que c'était une fille. Cependant, la mère adoptive termine ainsi la question discutée:

And as for the risk, there's risks in pretty nearly everything that a body does in this world. There is risks in people having children of their own, if it comes to that. They don't always turn out well . . . And then Nova Scotia is right close to the Island—*it isn't as if we were getting him from England or the States.* (Mis en italique par le conférencier.)

Il semble alors qu'il y ait eu un changement dans la qualité de nos relations réciproques, dans les affaires privées aussi bien que dans les choses publiques. Cependant, tout particulièrement en ce qui concerne les arrangements de famille, le système général n'a pas changé. Je n'ai pas besoin de vous répéter une série de traits importants à observer pour se bien comporter pendant l'enfance et pendant la période où l'on est père et mère. Les pratiques étranges par lesquelles on exige des gens qu'ils soient mariés avant d'avoir des enfants, et qu'ils deviennent alors automatiquement responsables des premières et importantes années de ceux-ci, leurs enfants – ces pratiques curieuses, étant près de nous, sont difficiles à disséquer convenablement.

De plus, les mêmes pratiques, comme nous le savons, peuvent signifier plusieurs choses pour ceux qui les maintiennent ou les justifient. Et ainsi, les pratiques anciennes de la monogamie, de la légitimité, de l'héritage d'un nom du côté du père, d'une résidence séparée dès le mariage, et ainsi de suite, toutes ces choses persistent et peuvent subir des changements à l'âge où les gens se marient et changements dans les manières selon lesquelles les parents conçoivent ce qui devrait régir les relations entre eux et leurs enfants. Pendant les vingt dernières années ou à peu près, on a été témoin, je crois, d'un intérêt croissant des parents à un effort en vue de mieux comprendre leurs enfants. Vraiment, un geste caractéristique du désespoir des parents est précisément l'allégation qu'ils ne comprennent pas tel enfant ou tel événement. Nous nous sommes moins préoccupés, dans le passé, du moins dans la civilisation de l'ouest, d'une parfaite compréhension dans les relations entre parents et enfants.

En second lieu, naturellement, il y a eu un changement dans le concept d'autorité. Nous avons expérimenté – peut-être moins au Canada qu'aux États-Unis – afin de savoir quel serait le modèle idéal de nos relations entre les générations, avec un modèle non pas des forts et des faibles mais de quelque genre d'association dans laquelle, à titre de parents, nous expérimentons comme investis de l'autorité et cependant traitant de plus en plus ensemble comme des égaux. Au moins, nous espérons que de cette façon nos exigences soient raisonnables, de sorte que s'y opposer deviendrait d'autant plus déraisonnable.

De plus, nous avons compensé, si je puis dire, le manque de continuité entre les générations (manque qui aurait pour effet que le souvenir du grand-père ne pourrait plus servir de modèle aux relations du père et de ses enfants) par une disposition croissante à accepter les conseils de personnes expertes dans telle ou telle question, et à discuter certains problèmes dans le cadre plus large d'un groupe. Cependant, nous avons maintenu notre conviction qu'il faut conserver une assez large mesure de liberté personnelle.

Un grand nombre de Canadiens, semble-t-il, désirent échapper aux tracasseries de la vie publique et se retirer dans un lieu où personne n'aura le droit de les déranger (à moins d'autorisation) et où ils pourront vivre heureux à leur guise avec leurs épouses et leurs enfants. Ceci ne correspond pas entièrement à la vérité, bien entendu, car l'invention du téléphone et autres moyens semblables pourraient mettre à défaut une bonne partie de ce que je viens de dire. Nous avons aussi acquis beaucoup de souplesse dans la conduite de la vie familiale. Ainsi, nous avons diminué, dans une large proportion, les habitudes qui attribuaient, d'une façon catégorique, tel travail à tel sexe. Dans la maison, et en ce qui concerne la famille, il est devenu très difficile à un mari de dire : « ce travail n'est pas l'affaire d'un homme ».

Par ces changements et plusieurs autres, nous avons augmenté le souci et l'inquiétude de ceux qui élèvent des enfants. Nous avons aussi, je crois, augmenté leur satisfaction. Il est pratiquement impossible de faire des comparaisons de ce genre qui soient acceptables. Ce sont les croyances qui importent avant tout, sans doute.

En conséquence, l'adolescence est devenue comme le talon d'Achille de notre société. L'adolescence nous rappelle à nous, adultes, le temps de notre enfance; les adolescents nous rappellent que les forces de l'instinct existent en nous dès le tout début, bien qu'elles soient en constante évolution. Les adolescents, dans leurs sautes d'humeurs et leurs réactions extrêmes, sont les symboles lourds et gauches de notre propre engagement incertain. Ils nous rappellent aussi d'autres difficultés, y compris le fait que nous avons augmenté la liberté des enfants d'être eux-mêmes et d'avoir droit à notre intérêt à leur égard — tandis que nous avons augmenté chez les adultes l'occasion de vivre des existences engagées. Et que faites-vous pour vous acquitter de votre devoir d'aider à transformer des enfants libres en des membres bien adaptés à un monde adulte organisé et comprimé ?

Mais tandis que ce changement s'est produit, il y a eu, naturellement, des naissances plus nombreuses d'enfants qui ont vécu plus long-temps; plus de candidats pour les états extrêmes de la vie, soit du côté des désavantagés, soit de celui des surdoués. Il y a eu plus de change-ments au cours d'une génération donnée. Aussi pourrions-nous parler d'incompréhension non seulement entre les générations mais au sein de la même génération. Il y a eu une prolongation de notre jeunesse tout comme nous avons eu aussi une augmentation de la moyenne d'âge de notre population. Les générations ont une tendance plus pro-noncée à tuiler les unes sur les autres. Il semble de plus en plus néces-saire aux plus âgés de revenir aux lieux de leur enfance et aux institu-tions du savoir. Il nous faudra, je crois, faire exister sans conflit l'in-struction et l'âge adulte, et non en faire des états mutuellement incompatibles.

Ces changements et d'autres ont, naturellement, été très variés au Canada. A ce sujet, je considère l'opinion générale canadienne-française comme fournissant au moins une façon de combiner la pensée moderne, et ses éléments impersonnels et administratifs, avec la culture de l'enthousiasme et de l'énergie. Le Canada français, pour avoir adopté les formes administratives dans les domaines civil et clérical, conserve encore une certaine liberté dans l'expression de ses sentiments. De même, nous pouvons signaler un autre endroit dans lequel quelques-unes des difficultés dont j'ai parlé doivent se rencon-trer bien qu'elles n'aient pas été nourries de la même sève, et ce sont les hôpitaux pour enfants. Eux aussi peuvent nous montrer un moyen, car souvent ils semblent réussir à allier les conditions indispensables exigées des structures administratives aux demandes également im-périeuses de la tendresse entre les adultes et les enfants.

Les relations entre parents et enfants sont traitées au Canada d'une façon si compliquée que, si vous cherchez à démêler cet écheveau, vous constatez qu'il est réfractaire à toute explication. Elles sont com-pliquées, même opposées, comme le contraste qui existe entre le centre et la circonférence, entre les concentrations des villes et l'intérieur de la province, entre les régions que nous savons être différentes aux points de vue économique et démographique. Des différences encore plus grandes existent dans les divers modes de travail des gens. Nous commençons à reconnaître les conséquences plus importantes pour les enfants, des divers métiers qu'exercent leurs pères. Selon toute ap-parence, il y a une différence à ce que vous soyez un « entrepreneur » dont le travail reflète votre initiative, ou que vous travailliez dans un milieu administratif plus grand. Nos foyers, de plus, sont à l'intersec-tion des traditions ethniques et religieuses. Dans ce pays, comme vous le savez, il y a eu un changement dans l'équilibre des immigrants, par la venue récente de plus de gens du sud et de l'est de l'Europe qu'aupparavant. Nous sommes tous au courant des situations délicates qui existent entre les parents immigrants et leurs enfants. De plus, il y a les complications résultant des réactions entre divers groupes d'immigrants. Nous sommes aussi au courant de quelques-uns des problèmes cuisants qui existent entre les immigrants et les résidents nés au Canada, y compris ceux qui, en venant ici d'Angleterre, veulent se considérer plutôt comme des émigrants que comme des immigrants. Ces questions ont des conséquences qui affectent nos enfants. Il en est de même des changements plus importants qui ont influencé nos idées actuelles sur ce qui signifient être un homme ou une femme, être jeune ou vieux.

Et maintenant, quelle est la situation à l'intérieur ? J'étais une fois dans un magnifique parc aux États-Unis, le parc Yosemite, à regarder un incendie descendre sur les rochers. Un petit garçon se tenait derrière moi. Je lui offris de se mettre en avant pour qu'il puisse voir. Pendant qu'il s'avançait, il me regarda aussi et demanda : « Qui êtesvous ? » Comment le lui dire, ou qu'est-ce que j'aurais pu dire ? je suis un père, un homme, ou quelqu'un qui, lui aussi, aime à regarder les incendies ? Les Russes disent que le boeuf oublie qu'il a déjà été veau. Quelle est donc la différence entre les enfants et les adultes ?

J'ai posé la question à plusieurs professeurs de la Colombie britannique. Tout d'abord, ils ont été déconcertés et ont demandé quelque temps pour préparer leur réponse. Pendant qu'ils réfléchissaient, je me suis rappelé la proposition d'un éminent professeur de droit de l'université de Californie, intéressé au problème de la transgression » que les enfants (comme l'ont constaté tous ceux qui ont déjà eu affaire aux enfants) sont, de par leur nature, des êtres auxquels on ne peut se fier et qui manquent de sens de la responsabilité, qui vraisemblablement peuvent faire presque n'importe quoi ». Les professeurs opinèrent dans un sens différent, plus varié. Après être revenus de leur surprise, ils louangèrent les enfants pour les qualités qu'ils avaient en plus grand nombre que les adultes. A leur avis, les enfants ont plus d'énergie, plus d'enthousiasme; ils sont plus curieux, plus désireux d'apprendre, plus honnêtes et plus rusés. Les professeurs reconnaissent aussi avec admiration que les enfants sont plus impulsifs, plus susceptibles, bien que, peut-être, sans trop le savoir. Et je posai la question suivante : « En bien, alors, comment justifiez-vous le fait de changer ces qualités pour celles moins désirables de l'âge adulte ? » Et à ce moment, comme il arrive trop souvent, la cloche académique sonna.

Nous savons que nos enfants sont les représentants de notre propre passé, tandis que nous sommes les représentants de leur avenir. Nous savons qu'ils sont à un degré plus grand que le nôtre dans un certain sens dans un terrain neutre, de quelque chose qui n'est pas encore et de quelque chose qui n'existe plus. Nous admettons chez eux l'unique fait évident qu'ils n'ont rien eu à faire dans l'œuvre humaine. Ils sont des êtres créés sans l'avoir demandé, qui dépendent de nous, qui comptent sur nous pour les aider et, par conséquent, nous fournissent des occasions de les diriger et de les exploiter aussi. Ils ne sont pas seulement passifs, mais peuvent être tout à la fois très réfléchis, modérés et spéculatifs. Ils peuvent vous dire qu'à mesure qu'ils grandiront vous diminuerez et cependant vous vous accrocherez à des règles comme si elles étaient immuables. Cette enfance, nous allons la prolonger. Nous allons la prolonger parce qu'il nous faut de plus en plus de gens qui ont reçu une meilleure éducation.

Ce serait bien intéressant pour vous d'entendre une réponse systématique à la question : « Qu'est-ce qui distingue les enfants canadiens de ceux de quelque autre nation ? » Nous avons quelques indices, mais ce sont des indices bien faibles.

Il m'a été donné, récemment, avec le concours aimable d'un principal d'une école et d'autres personnes, de poser des questions à bon nombre d'enfants d'une ville canadienne. Les élèves se distribuaient depuis la deuxième à la sixième année. Quelques-unes des questions que nous avons demandées, quelques étudiants et moi, avaient antérieurement été posées dans un autre milieu industriel. Les jeunes Canadiens, contrairement à ceux de l'autre groupe, parurent moins effrayés et moins habitués aux punitions corporelles lorsqu'on traite de questions de morale. Cette comparaison les fit paraître plus maîtres d'eux-mêmes et révéla une plus grande assurance individuelle. Ils manifestèrent une tendance à agir d'après la supposition que si quelqu'un est honnête, et qu'il a fait quelque chose de répréhensible pour une raison ou pour une autre, son honnêteté même devait le justifier de demander aux adultes une diminution de sa punition.

Nous avons demandé à quelques enfants, par exemple, de donner leur opinion sur une situation dans laquelle un professeur, en ouvrant son bureau de classe, constate que de l'argent a disparu. Les jeunes Canadiens et ceux des autres pays supposent que le professeur sera intrigué, tout d'abord. Il n'est pas supposé tout savoir. Et l'on ne s'attend pas nécessairement à ce qu'il retrouve l'argent. Les jeunes Canadiens croient plutôt que le professeur est assez peu habile à ce genre d'activité. Ils pourraient même parfois le croire peu débrouillard, bien que la plupart du temps ils croient qu'il est assez juste. D'une façon générale, ils pensent qu'il a laissé tomber l'argent dans le panier à papier. Ils lui concèdent le bénéfice d'un accident. Cependant, ils supposent que le professeur mettra vraisemblablement sans hésiter le blâme sur eux, les enfants. Si le professeur trouve l'argent peu de temps après, il admettra sa faute, disent-ils. En d'autres termes, l'incident ne dépasse pas les murs de la classe. Dans l'autre société, elle tend à s'étendre : le maître devient plus porté à la sévérité, il appelle le principal, et l'on sent que presque toute la structure administrative de l'école entre au pas dans la classe à la recherche de l'argent perdu, d'un enfant coupable et du rétablissement d'une discipline qui doit être impeccable.

Les jeunes Canadiens, au contraire, suggèrent que si quelqu'un avoue, la question devrait être oubliée sans retard. Mais même si l'on ne trouve pas le coupable, les élèves du Canada se récusent à une punition collective, l'innocent ne devant pas être puni pour le coupable. Lorsqu'on lit leurs réponses écrites à nos questionnaires, il paraît clair que leur réflexion sur les causes morales incertaines procède d'une moralité relative. Les jeunes Canadiens ne craignent pas la punition et une fois que l'affaire est terminée, même ces enfants qui échappent sans avoir admis leur participation dans cette affaire, ressentent une sorte de soulagement.

Dans l'autre étude, les enfants impliqués dans une affaire mais non découverts, finissent par être plus seuls, plus inquiets. On pourrait aussi croire que le petit Canadien soutient le personnage d'un être relativement fort dans un monde dans lequel les adultes sont relativement faibles : au moins, les enfants voient les adultes offrir une sorte de point d'égalité. Contrairement à l'autre groupe industriel, les enfants du Canada semblent exercer un meilleur contrôle. Ils pensent que les adultes se croient souvent vulnérables, et ils sont du même avis. Il y a bien entendu des variantes provenant de l'âge, du sexe, de l'origine ethnique et de la religion.

Nous savons aussi que dans leur vie intérieure, les enfants de divers secteurs socio-économiques de la population présentent certains contrastes. Nous avons interrogé des enfants de familles pauvres et d'autres de familles riches au sujet d'être victime d'un accident dans une joute de ballon. Le pauvre considère le fait comme faisant partie du jeu — comme un incident — comme s'ils avaient quantité d'occasions ailleurs pour soulager leur agressivité physique. Les enfants de famille riche rompent les règles du jeu, paraissent insultés, indignés et essaient immédiatement de commencer une rixe. De même parmi les moins privilégiés, la tâche de peindre — que ce soit des tableaux tristes ou des tableaux gais — semble un problème intérieur moindre qu'il ne l'est parmi les enfants plus privilégiés. Les plus privilégiés, lorsqu'enfin ils traduisent à l'extérieur ce qu'ils ressentent à l'intérieur, mettent vraiment leur personnalité dans leurs productions, alors que les moins privilégiés ne le font pas. Ils disent : « Comment pourrais-je me peindre moi-même quand je le peins ? » Mais « égocentristes », ils sont aussi plus concrets; ils représentent quelque chose qui leur est arrivé. Ceux qui sont moins centrés sur eux-mêmes peignent des tableaux plus imaginatifs. Ceux-ci ressemblent fréquemment à des compléments, à des désirs provoqués par un état de pauvreté ou quelque autre privation.

En dépit de leurs privations, les enfants de foyers plus pauvres semblent avoir plus de liberté ou sont moins entourés par des adultes qui s'intéressent et surveillent. (Dans une école, un instituteur machina un concours pour voir « qui irait se coucher le premier », afin que le matin suivant un moins grand nombre de ses élèves s'endormissent en classe.)

Quant aux sujets joyeux ou tristes traités dans les tableaux faits dans une classe de deuxième année, je vais ajouter ceci : les fillettes provenant de foyers de classe moyenne traitèrent, comme exemples de scènes heureuses, des choses telles que des excursions de campement, des promenades à cheval, en fait des activités extérieures. Quant aux scènes tristes, elles comprennent des foules entourant un animal favori mort, des ciels chargés de nuages, un cône de crème glacée gaspillé. Leurs contreparties moins privilégiées peignaient des filles dansant, des gens qui se promènent çà et là, des conversations entre garçons et filles, comme exemples de leurs idées du bonheur. Le sentiment de tristesse signifiait être mise au lit tôt le soir, les corridors de l'école, le trafic, le manque de chaussures ou de biscuits. Là encore les garçons étaient différents. Les plus pauvres se représentèrent le bonheur dans la natation, les cirques, les aéroplanes. La tristesse signifiait une maison en feu, des foules de revenants ou des fantômes, des accidents et des ambulances. Les garçons les plus privilégiés décrivirent la tristesse en peignant des cimetières, un enfant qui tombe d'un arbre, un fusil couvert de boue. Et le bonheur ? De nouveau comme leurs petites soeurs de la même classe socio-économique, ils montrèrent la vie au grand air, la pêche, un bonhomme de neige, la fête de Hallowe'en.

Nous nous sommes aussi informés au sujet de leurs idées sur le corps humain. Les enfants suivaient la quatrième année. Sur ce sujet, vous rencontrez des pensées délicieuses. Une fillette nous dit, par exemple, que les filles qui ne grandissent pas beaucoup restent courtes parce que leurs parents boivent et fument. Un garçon de quatrième année voulait nous faire croire qu'il pensait que les grandes filles ressemblaient à des fleurs dans le jardin, de bonne heure au printemps. Que dira-t-il lorsqu'il aura quatorze ans? Un autre affirma que les oreilles sont la chose idéale pour « les personnes curieuses comme ma sœur ». En ce qui concerne les idées générales, il semble, ici encore, que les enfants plus pauvres soient aussi plus spontanés. D'une part, ils parlent des étoiles du cinéma comme étant les modèles de grâce physique et d'autre part, ils tiennent beaucoup à la simplicité, la propreté et la netteté. Il semble presque que l'apparence du corps soit moins importante que ses « besoins ». Les enfants de famille plus à l'aise, lorsqu'on réussit à obtenir une réponse d'eux, parlent davantage de leur désir de ressembler à leurs parents quant aux traits physiques. Ils attachent une grande importance à l'apparence; elle fait partie d'un réseau plus vaste de ressources, qui comprennent la fortune et l'intelligence. Tous les groupes indiquent cependant que le coeur, la tête et le cerveau sont le centre du corps. D'une façon idéale, on veut que les filles soient des blondes, aux yeux bleus, ou au moins ayant généralement le teint clair. On souhaite que les hommes soient plus bruns que les femmes et aient les yeux bruns. S'il faut choisir, il est préférable que vous soyez au-dessous plutôt qu'au-dessus du poids normal.

C'est évident, ces considérations ne sont que les tout débuts d'une étude progressive de l'âme des jeunes Canadiens. Mais, il me faut terminer.

Comment peut-on exprimer certains des problèmes que nous rencontrons? Eh bien, les objectifs sont d'augmenter si possible, et, en tout cas de maintenir la joie au niveau où nous l'avons délibérément établie dans nos relations entre nos enfants et nous-mêmes. Si la joie disparaît des relations entre les parents et les enfants, si profond que soit le sentiment de la responsabilité qui la remplacerait, cela n'en vaudrait pas la peine. Mais le centre de notre joie est encore entouré d'un cercle d'énigmes. Ce sont les questions propres à l'adolescence, dont l'une est la disproportion entre la capacité et l'autorisation d'agir. Il y a, par exemple, la question du domaine que devraient couvrir le travail et la responsabilité de nos écoles. Il y a d'autres questions touchant le partage du travail entre les parents et les écoles, et entre les écoles et d'autres institutions. Jusqu'à quel point devrions-nous accepter les différences dans le système scolaire? Quelle mesure d'uniformité devrait-on trouver dans les standards de l'éducation pour le Canada tout entier? De plus, il y a toujours le problème de distinguer entre les fausses et les véritables discussions. Outre cela, malgré toute notre richesse, nous sommes encore aux prises avec la pauvreté, et bien que la relation entre l'opulence et l'indigence ne soit jamais un problème bien simple, la pauvreté n'est certainement jamais un état désirable, au moins pas pour les familles d'un pays comme le Canada. Je me demande, aussi, si dans notre recherche des solutions nous ne pourrions pas expérimenter sur une plus grande échelle que nous ne l'avons fait jusqu'ici, en utilisant, de diverses manières, l'assistance du potentiel humain qui nous entoure. L'organisation mécanique aide, sans doute, mais cela n'est pas suffisant.

Dans l'ensemble, nous pouvons dire que nous avons réussi à humaniser les premières années de l'existence au cours des deux dernières générations, mais nous avons fait cela en créant de grandes difficultés pour les adultes. Comme nous avons consacré plus d'attention aux jeunes, nous avons détruit notre liberté afin d'être conscients de notre responsabilité envers eux. Nous avons probablement besoin de nouvelles méthodes plus souples. En ce moment, comprenant que la sphère personnelle devrait recevoir une attention proportionnée à celle que l'on apporte aux questions impersonnelles, nous sommes facilement induits en erreur au point de croire que les manières de penser qui réussirent dans la création de nos diverses techniques, réussiront tout aussi bien dans les affaires humaines. Cela est sûrement une erreur; il s'agit de catégories différentes. L'ordre humain requiert probablement aujourd'hui une compétence à voir, sans les confondre, les relations qui existent entre les affaires privées et les affaires publiques, entre l'existence d'un individu et son milieu. Enfant, j'ai été élevé surtout par un homme nommé Kaestner. Les étudiants canadiens apprenaient leur allemand en lisant l'un de ses fameux livres pour enfants *Emile et les détectives*. Kaestner est un moraliste satirique de grand talent. Une fois, il écrivit un poème dans lequel il faisait la remarque qu'enfin de compte, dans la vie humaine, nous étions tous assis dans des trains différents. Les trains marchent, personne ne sait dans quelle direction. Ils ne s'arrêtent que pour laisser déposer les morts. Il y a des chances que nous soyons tous assis dans le mauvais compartiment.

Vraiment, nous ne refuserions pas ceci pour nous-mêmes. Néanmoins, nous avons une bonne occasion de tirer partie de cette image si nous consacrons aux liens qui existent entre les nombreux épisodes de notre vie en mouvement, autant d'attention qu'aux rapports qu'il y a entre le grand et le petit, entre le public et le privé. C'est ainsi que « le veau deviendra bœuf ».

Perspective générale sur la culture de l'enfant et de la famille

OTTO KLINEBERG, Ph.D.

Programme des Diplômés en Psychologie sociale de l'Université Columbia

LA SITUATION ACTUELLE DE LA CULTURE pour l'enfant et la famille laisse croire qu'il y a eu une mésintelligence de ce que l'anthropologie culturelle a essayé de faire dans ce domaine. L'état relatif de la culture est un fait, mais qui ne dépasse pas une certaine limite; et beaucoup d'anthropologistes ont, en même temps, tenté de trouver des valeurs humaines communes, des systèmes humains communs de relations, des attitudes humaines communes envers ce qui est permis dans la société et ce qui ne l'est pas. Le professeur Clyde Kluckhohn de l'université Harvard, dont la mort récente a stupéfié tous ceux qui le connaissaient, faisait observer qu'il existait un ensemble de règles dont l'observation se retrouvait dans toutes les cultures, et qu'il n'y avait aucune relativité ni diversité culturelle complète. Il dit, par exemple, que nulle part le meurtre sans motif n'était permis, que nulle part un comportement qui s'éloigne considérablement de celui des autres n'était autorisé — c'est-à-dire un comportement qui n'était pas conforme aux dictées et aux règles observées par la communauté, que nulle part l'emploi de la force pour contraindre aux relations sexuelles un partenaire recalcitrant n'était permis, que nulle part on autorisait le vol, au moins au sein de la communauté (les règles n'étaient pas toujours tout à fait si sévères lorsqu'il s'agissait de dépradations auprès de groupes extérieurs). En d'autres termes, il y avait une série de règles et de règlements que je n'essairerai pas même de compléter, lesquels représentaient ce que l'on pourrait appeler des attitudes générales envers les valeurs humaines.

En même temps, il est vrai qu'à ce moment précis de l'histoire, beaucoup d'entre nous sont troublés — hésitants, indécis — au sujet de l'attitude à suivre en ce qui concerne nos enfants. Comment nous devrions les élever ? Quelles règles et quels règlements leur imposer, si toutefois on doit en imposer ? Dans quelle mesure doit-on permettre l'exercice de la liberté ? Tout d'abord, je vais donner quelques exemples qui dissiperont, j'espère, les difficultés qu'à titre de parents et d'éducateurs, nous rencontrons lorsque nous nous arrêtons à la question du développement des enfants dans notre société.

A ce sujet, je vais me conformer, au moins dans une faible proportion, à ce que monsieur le président a suggéré. Je vais employer quelques exemples provenant d'autres cultures, de cultures différentes des nôtres, espérant qu'au moins dans quelques cas, notre propre problème pourra en partie se clarifier à l'aide de cette méthode de comparaison.

Le premier doute qui naît dans notre esprit au sujet de nos relations envers nos enfants a trait à notre rôle comme parents. Qu'est-ce que nous sommes supposés faire comme parents ? Quel est notre but ? Qu'est-ce que nous nous efforçons de faire ? Les parents diffèrent tellement dans leur comportement et dans leurs attitudes dans notre culture. Il semble qu'il n'y ait aucun sentiment général, aucun accord sur ce que devrait être ce rôle. Chez plusieurs peuples, cet état de confusion n'a pas existé. Par exemple, en Chine, il y a quelques années (dans la Chine classique, si vous voulez), l'un des phénomènes qui a surgi de la tradition établie par Confucius fut, en termes modernes, la précision concernant les rôles. Les livres de Confucius indiquaient avec une clarté évidente ce qu'un père devait faire; les devoirs du père vis-à-vis de ses fils; les devoirs des fils vis-à-vis de leur père; les devoirs de la mère, ceux du frère aîné, ceux du frère cadet. En d'autres termes, il y avait une certitude complète sur la manière de se comporter dans les situations personnelles internes au sein de la famille. Il en était ainsi d'un grand nombre d'aspects de l'existence; mais si l'on veut restreindre ce phénomène de précision des rôles aux royaumes des parents et des enfants, il ressort en fortes couleurs chez certains peuples, tandis que dans le nôtre il laisse paraître beaucoup d'incertitude.

En second lieu, cette incertitude s'est accrue dans notre société parce que les rôles du père et de la mère sont devenus sous plusieurs rapports si interchangeables et si emmêlés qu'il est parfois difficile pour nous de savoir le rôle que le père est supposé jouer dans l'éducation de son fils et celui qui revient à la mère. Ceci ne s'est pas toujours appliqué à notre société. Il n'y a pas si longtemps, il ne faisait aucun doute que le père était le gagne-pain et que la mère s'occupait des enfants à la maison. Les décisions importantes pour la famille étaient ordinairement prises par le père, sauf naturellement, qu'en tous temps et en tous lieux le rôle d'influence non officiel pouvait très bien être exercé par la mère. Mais cette ligne désuète de démarcation entre le père gagne-pain et le responsable de la discipline familiale d'une part, et la mère en charge des soins du ménage ou jouant le rôle de garde-malade des enfants d'autre part, a été brisée de plusieurs manières. Et ceci ne s'applique pas seulement aux Etats-Unis et au Canada; on a constaté ce phénomène dans plusieurs pays. Une étude récente faite en Australie a démontré, par exemple, que dans pratiquement toutes les activités de la maison, le père et la mère travaillent ensemble, mais qu'ils interchangent si bien les rôles qu'il n'est pas toujours possible de déterminer avec précision la part du père et celle de la mère.

Le problème se retrouve dans les rôles et les fonctions relatifs des hommes et des femmes dans la famille, et la répercussion sur le garçon et la fille en croissance qui, dans le passé, comprenaient bien ce que cela signifiait d'être du sexe masculin et ce que cela signifiait d'appartenir au sexe féminin. Ils trouvent maintenant leur père qui fait une partie du travail de la mère, et la mère qui sort pour gagner la vie, d'une façon très semblable à ce que faisait le père, autrefois ou maintenant encore. Cet état de chose a créé dans l'esprit d'un grand nombre une sorte d'incertitude quant aux rôles respectifs des deux sexes.

Nous ne savons pas au juste ce que nous nous proposons de faire de nos enfants. Qu'est-ce que nous voulons pour eux ? Un grand nombre de sociétés sont si complexes dans les rapports réciproques qui existent sur les buts qu'elles se proposent pour leurs enfants, qu'il n'est pas possible de savoir d'une façon précise ce qu'elles aimeraient que soient ces buts. Les docteurs Karen Horney et Robert Lynd ont parlé, il y a longtemps, de conflits et de difficultés au sein de nombreuses populations; mais, dans les sociétés américaines, ces difficultés et ces conflits sont, peut-être, marqués d'une plus forte empreinte que dans toute autre. Un grand nombre de buts que nous avons pour nos enfants semblent venir en conflit. Par exemple, nous voulons qu'ils soient individuels, qu'ils aient une personnalité bien à eux, qu'ils soient différents tout en gardant la ligne de conduite ordinairement suivie. Récemment, comme vous le savez tous, David Riesman a fait ressortir combien le peuple américain (et, à mon avis, ceci s'applique tout aussi bien au peuple canadien) s'inquiète d'être conformiste — attaché à faire ce que les autres veulent que nous fassions et de ne pas perdre de vue l'idée « de la présence des autres ». Cependant, au même moment, nous réprouvons cette attitude. Et ceci pose le problème de savoir quelle part d'individualité et de conformité nous devons posséder.

Chez beaucoup d'autres peuples, ceci ne constitua pas une difficulté. Margaret Mead, dans son travail sur Samoa, a signalé que l'attitude de la conformité était acceptée par tout le monde, que ce dont aucun enfant ne voulait, c'était d'être différent de qui que ce soit. Cela est démontré dans toutes sortes d'études, y compris même les études employant le Rorschach, où les réponses de tous les enfants tendent à être très semblables et où un caractère d'originalité et d'individualité est considéré comme une erreur; tout le monde essaie d'être autant que possible identique à tous les autres. Notre société est trop complexe pour cela. Nous désirons que nos enfants soient acceptés par les autres, nous voulons nous conformer jusqu'à un certain point, mais nous désirons aussi qu'ils aient de l'individualité. Nous voulons que nos enfants soient indépendants, et cependant qu'ils nous consultent : reste à savoir quelle sera la mesure d'indépendance, et la proportion de consultation. Nous voulons qu'ils concourent avec d'autres parce que notre société admet la concurrence. Nous voulons que nos enfants aillent de l'avant et cependant qu'ils collaborent : dans quelle mesure doit-il y avoir de la compétition, et quelle proportion de collaboration est souhaitable ?

C'est un problème que beaucoup d'autres peuples n'ont pas eu besoin d'affronter. Certains peuples indiens de l'Amérique comme ceux de l'Arizona et ceux du Nouveau-Mexique, les Indiens de Pueblo, ont réduit la concurrence à un minimum. Ils ne voulaient pas que certains individus dépassent les autres. Ils voulaient que les particuliers demeurent à mi-chemin sans, pour autant, être remarquables en aucune manière. Cela diminuait au moins une sorte de difficulté qu'ils avaient eu à résoudre, à savoir, le problème de la juste répartition entre la concurrence et la collaboration. Mentionnons en passant que parmi beaucoup de groupes indiens de l'Amérique, et ceci est aussi vrai de quelques groupes indiens du Canada, toute tentative d'introduire la concurrence à l'école — qui aurait la plus haute note et qui aurait la plus basse — se bute très souvent contre le mur d'un refus, de la part des enfants, de concourir. Un grand nombre de ces jeunes Indiens d'Amérique, d'après ma propre expérience, refuseraient de donner une réponse en classe s'ils croyaient qu'un autre élève ne savait pas la réponse, parce que c'est une erreur sociale, une plus grande honte, de se faire valoir que d'être considéré comme inintelligent ou sot.

Le professeur Asch, un de mes collègues maintenant à Swarthmore College, raconte l'histoire d'un professeur d'une école indienne qui désirait trouver lequel de ses élèves était le meilleur à résoudre les problèmes d'arithmétique. Elle avait une classe peu nombreuse d'environ huit ou neuf élèves. Elle écrivit au tableau une série de questions d'arithmétique d'à peu près égale difficulté. Elle essaya de faire ceci d'une façon facile et d'une manière où entrait aussi peu de concurrence que possible. Elle aligna les enfants devant le tableau noir et leur dit : « Chacun d'entre vous va résoudre les problèmes qui sont devant vous et, quand vous aurez terminé, vous ferez volte-face afin que je puisse voir que vous avez fini ». Le professeur Asch raconte que le professeur lui a dit que ces enfants firent leurs calculs, regardèrent d'un bout à l'autre la ligne pour voir comment faisaient les autres et, quand ils eurent tous terminé, ils se retournèrent tous ensemble. Nous ne sommes pas comme cela, cependant nous ne voulons pas que nos enfants soient trop enclins à la concurrence. Nous voulons qu'ils concourent, mais non pas qu'ils portent la concurrence à l'extrême. De nouveau, nous rencontrons le problème de savoir dans quelle mesure faire entrer la concurrence et dans quelle mesure la collaboration ?

Ce sont seulement quelques-unes des difficultés que l'on rencontre, lorsque l'on a à décider des buts que nous aimerions atteindre pour nos enfants et de quelle sorte de gens nous voudrions qu'ils deviennent dans notre société. Si, par hasard, nous précisons nos buts, nous devons faire face à la troisième difficulté — nos méthodes. Dans quelle mesure devons-nous être sévères ? Comment devons-nous punir nos enfants lorsque cela est nécessaire ? Autrefois, ceci était assez clair et il existe des compte rendus assez saisissants, particulièrement provenant d'Angleterre sur le principe d' « épargnez la verge à l'enfant et gaspillez-le ». Les enfants ont besoin d'être virilisés, endurcis, surtout les garçons. Ils ne parviendraient pas à être des hommes forts et résistants s'ils ne recevaient pas une certaine quantité de punitions corporelles ou, au moins, s'ils ne subissaient pas quelques revers et n'apprenaient pas à se dominer et à obéir.

Sous l'impulsion, si je puis employer ce mot, de certains prétendus experts, le pendule a oscillé du côté opposé et nous en avons conclu que les revers étaient mauvais pour les enfants. Nous désirions qu'ils s'expriment eux-mêmes. Nous désirions leur donner toutes les chances de poursuivre l'existence aussi loin que possible, sans rencontrer ni revers ni difficultés. Nous avons atteint maintenant une position intermédiaire. Nous savons qu'à l'occasion et jusqu'à un certain point un revers est nécessaire. En ce moment nous essayons de faire un compromis en parlant de « liberté modérée », pour indiquer qu'à un certain point dans ces limites, nous devons trouver un moyen d'influencer nos enfants. Ceci ne signifie pas qu'il faut faire un compromis en les punissant quelquefois, ou en les privant de ce qui leur est dû parfois, et en leur donnant toute liberté à d'autres moments. Ce que

nous cherchons tous et ce qui est extrêmement difficile à trouver, c'est
une sorte de dérivatif, une combinaison d'éléments divers, un rapport
intérieur, qui nous permette de former nos enfants à regarder la
réalité bien en face. Ainsi nous les aiderons à comprendre les revers
qu'ils pourront avoir à souffrir, et en même temps à ne pas exagérer
la nécessité de se familiariser avec les contradictions qu'ils rencontre-
ront au cours de leur existence.

Nous avons aussi d'autres difficultés concernant les techniques.
Pensez aux discussions passionnées et continuelles entre les pédiâtres,
les psychiâtres spécialistes pour enfants et autres en faveur de l'allaite-
ment au sein et ceux en faveur du boire à la bouteille. Songez à la
période que nous avons tous traversée : quand il fallait nourrir un
bébé seulement à certaines heures, sans tenir compte de l'acuité de ses
cris, et qu'on ne devait pas lui donner le sein ou la bouteille avant que
ces quatre heures ne fussent écoulées. Maintenant, nous ne sommes
plus aussi certains de nos positions, et nous retournons à quelque chose
qui ressemble à nourrir sur demande, parce que nous ne sommes pas
certains si nous faisons bien ou mal. Pensons à l'époque où John B.
Watson, le théoricien du comportement, nous disait que nous ne
devions jamais prendre ni embrasser nos bébés; nous ne devions jamais
montrer aucune émotion envers eux, mais toujours les élever selon des
réglements sévères et des habitudes rigides. Je me souviens, à ma
grande peine, de scènes de mères qui mouraient d'envie de prendre
leurs petits, mais ne pouvaient le faire parce que John B. Watson avait
dit « non ». Nous savons maintenant que ceci est faux et que Benjamin
Spock est bien d'avis de permettre la libre expression de la tendresse
en pareilles circonstances.

Pendant que toutes ces discussions se poursuivent, nous avons à faire
notre choix. Boire au sein ou à la bouteille ? Habitudes rigides ou
tolérantes d'évacuation urinaire ou intestinale ? Nous hésitons devant
la voie à suivre. Jusqu'à quel point dans l'atmosphère émotive devrions-
nous développer nos rapports avec nos enfants; jusqu'à quel point
devrions-nous essayer de les élever selon des réglements et des habitudes rigides ? Le plus récent ouvrage du professeur Sears de l'université Stanford et de ses collègues indique clairement qu'aucune de ces
pratiques n'est importante. Ce qui importe, c'est quelque chose de
beaucoup plus général, de beaucoup plus vague; et aussi, ce qui
semble être beaucoup plus réel : à savoir, avoir ce qu'il appelle « de
la chaleur » au foyer. Chaleur, affection, amité et tendresse envers les
enfants peuvent s'accompagner du boire soit au sein soit à la bouteille,
de punition corporelle ou non — aucune de ces choses ne semble être

aussi importante d'après lui que cette atmosphère générale du foyer. Ceci nous vient en aide, mais laisse encore planer sur nous une quantité d'incertitudes telles que, par exemple, comment nous devrions nous comporter dans des situations spécifiques. Malheureusement, ce fait laisse aussi un grand nombre d'entre nous un peu incertain sur la manière et le temps où cette chaleur peut se produire, quand elle n'existe pas normalement ni naturellement. Tels sont quelques-uns des problèmes que nous avons à envisager.

Un quatrième genre d'incertitude est quelque peu plus compliqué. Il se rapporte à notre sentiment d'identité, qui consiste à savoir qui nous sommes et ce que nous sommes. Cette incertitude se produit parce qu'un si grand nombre d'entre nous vivent dans un monde en rapide évolution. Je sais que vous avez eu quelques échanges d'idées sur ce problème concernant les immigrants qui viennent au Canada. Pour les immigrants, ce changement d'identité, cette incertitude sur qui ils sont et ce qu'ils sont, doit être excessivement importante. Dans d'autres parties du monde, il en est même davantage ainsi. Nous savons que les problèmes d'identité — problèmes d'incertitude quant à ce que nous sommes, quelle est notre nature, ce que nous semblons être — peuvent devenir excessivement compliqués et graves dans ces parties du monde où l'industrialisation et l'urbanisation se développent si rapidement. Dans les parties de l'Afrique, par exemple, où existe une tendance à s'éloigner de la maison, du village, de la tribu vers la ville, tendance qui fait s'éloigner de l'économie populaire rurale pour aller vers une économie hautement industrialisée, il existe apparemment de véritables troubles dans ce qu'Erikson a appelé « le sentiment de l'identité ». Dans l'Amérique latine, les Indiens sont devenus des Latins, non pas en changeant la couleur de leur peau ou en se mariant entre eux, mais en changeant le caractère de leur culture. Des observateurs qui ont passé des années en Afrique, dans certaines parties de l'Asie et dans certains pays de l'Amérique latine, où s'opère cette transformation industrielle rapide, constatent que c'est un des phénomènes les plus importants qui souligne les difficultés que rencontrent les peuples, l'un des phénomènes conduisant, dans un grand nombre de cas, à la mésadaptation, et plus spécialement à la délinquance, au crime et à des attitudes anormales.

Le fait de savoir qui nous sommes et ce que nous sommes prend pour nous une grande importance capitale. Nous appartenons à une certaine nationalité, à une certaine religion. Nous nous formons une image du rang que nous occupons dans la société; nous nous formons une certaine idée du genre d'amis auxquels nous nous sommes associés, et aux rencontres qui contribuent à fortifier notre sentiment d'identité.

Il est possible que tous ces sentiments changent lorsque les peuples passent d'une économie simple à une économie industrialisée; de la culture indienne à celle de l'ouest; d'un pays d'Europe à un pays comme les États-Unis ou le Canada. Nous avons donc ici le problème de changer notre identité si rapidement, et ce que cela comporte pour nous, dans nos rapports avec nos enfants. Pour eux, ceci peut signifier même davantage parce qu'ils nous voient très souvent comme demeurant stables à un certain point, tandis qu'eux-mêmes vont de l'avant ou désirent le faire.

L'un des problèmes les plus graves qui, paraît-il, crée de la perturbation chez les Japonais, c'est le manque de tout sentiment d'identité qui existe entre les enfants et leurs parents. La guerre et la perte de la guerre par les Japonais ont joué, sans doute, un rôle dans cette situation. La civilisation de l'ouest qui s'est introduite au Japon en a, sans doute aussi, été en partie responsable. Un si grand nombre de jeunes gens de ce pays semblent se diriger non seulement vers une acceptation de la civilisation de l'ouest, mais vers une exagération de cette civilisation dans leur existence. Ils veulent s'identifier avec l'ouest alors que leurs parents veulent continuer à garder leur identité avec l'est.

Nous aurons aussi à faire face à ce problème, bien que d'une manière différente. Bien que de tout temps, chaque culture, à toute période de son évolution, ait été convaincue qu'elle subissait une transformation plus rapide que les autres, j'incline encore à croire qu'un historien à venir, scrutant cette époque de l'histoire, en viendra à la conclusion que nous changeons maintenant à une allure plus rapide, que l'accélération de la vitesse est plus grande maintenant qu'auparavant. Ceci signifie une rupture plus grande, dans bien des cas, entre la mentalité des parents et leur identité, et entre la mentalité et l'identité des enfants. Le monde dans lequel nos enfants grandissent et grandiront jusqu'à leur âge adulte sera sans doute différent du nôtre. Beaucoup de gens ont parlé d'un âge nucléaire. Nous ne savons pas encore ce qu'un âge nucléaire apportera, mais nous savons que les choses changent si rapidement qu'il nous est très difficile de savoir comment préparer nos enfants à vivre dans un monde au sujet duquel la seule chose que nous pouvons dire avec certitude, c'est qu'il sera bien différent du nôtre. Alors, ce problème d'identité, de notre propre identité et de celle de nos enfants, et la différence entre leurs identifications et les nôtres crée un problème très sérieux pour nous tous, problème sur lequel je me propose de revenir dans la conclusion de cette causerie.

Enfin, une autre difficulté se présente dans les relations qui existent entre parents et enfants — et je dis finalement, bien que je n'en donne pas une liste complète. Il peut vous sembler curieux que nous soyons dans une sorte d'incertitude au sujet de nos attitudes envers nos enfants. Naturellement, nous les aimons. En fait, nous, Américains et Canadiens, nous sommes considérés comme des gâteurs d'enfants et comme les aimant à l'excès. Beaucoup d'observateurs étrangers, notamment des observateurs européens, pensent que nous avons eu sur ce continent, et je cite un rapport provenant de l'un d'entre eux : « des générations de babillards choyés ». C'est une manière de dire que nous faisons à nos enfants une existence trop facile, ce qui est bien possible. Cependant nous continuons à leur dire : « Ne soyez pas bébés, n'agissez pas comme des enfants ». Nous employons les mots enfantins, infantile, puéril, même adolescent, comme des termes de reproches contre les enfants, comme s'il y avait quelque chose de mal à être enfant ou à ressembler à des enfants ou à être adolescent. Nous ne croyons pas vraiment qu'il y ait quoi que ce soit de mal à cela, mais nous avons cette difficulté. Dans un sens, nous voulons qu'ils grandissent; nous voulons qu'ils deviennent adultes et cependant, naturellement, nous les aimons comme des enfants. Une mère dont le fils se rase pour la première fois peut être fière du fait qu'il est maintenant un homme, et en même temps verser des larmes parce qu'elle n'a plus son petit garçon.

Nous ne voyons pas trop bien quelle attitude tenir vis-à-vis de nos enfants. En premier lieu, nous les traitons très souvent en agissant avec certaines contradictions. Cette attitude déconcerte l'enfant parce qu'elle rend difficile de savoir ce que nous pouvons attendre de lui. C'est surtout troublant pour l'adolescent parce que, parfois, nous le traitons comme s'il devait être considéré comme un adulte et faire ses propres décisions; quelquefois comme s'il était encore enfant et devait encore nous demander la permission à chaque pas qu'il fait. Comme conséquence, il ne sait pas s'il doit prendre les décisions lui-même, et d'autres fois il refuse d'agir à moins qu'on ne lui dise quelle décision prendre. Les psychologues nous disent que nous devrions accepter les enfants comme des enfants, pas seulement comme des stages en développement vers la vie adulte. Cependant, nous oublions facilement ce fait. Nous pensons à l'enfance comme à une étape par laquelle tout le monde doit nécessairement passer, mais une étape dont on devrait peut-être se débarrasser le plus vite possible. Si nous étions rassurés à ce sujet, ce ne serait pas trop mal, mais nous gardons des doutes, parce que parfois, comme je l'ai dit, nous sommes intéressés à les garder enfants, et d'autres fois nous voudrions en faire des adultes aussitôt que possible.

Ce ne sont pas toutes les cultures qui ont eu ce problème. Il y a beaucoup d'endroits dans le monde, nos propres Indiens d'Amérique, et de nombreuses communautés rurales étudiées dans les mers du Sud, par exemple, où il existe des indications irréfutables de ce qu'on attend d'un enfant parvenu à un certain âge. L'enfant de onze ou douze ans se comportait de certaines manières. Tous les enfants de onze ou douze ans se conduisaient de cette manière et personne ne s'attendait à ce qu'ils agissent différemment. Lorsqu'ils avaient treize ou quatorze ans, ils se comportaient d'une manière différente, et personne ne désirait ou ne s'attendait à ce qu'ils fassent autrement. Ici encore, dans cette ignorance des attitudes à prendre envers les enfants, la complexité de notre civilisation nous impose des expériences coûteuses. D'un côté, parce que nous réfléchissons, nous ne voulons pas copier exactement ce que nos ancêtres faisaient, ni nous en tenir à ce que les experts nous disent. Nous sommes intéressés à prendre nos propres décisions et anxieux de le faire. Et ce faisant, nous rencontrons certaines difficultés presque inévitables pour garder notre liberté, notre individualité, et notre droit d'agir selon les meilleures dictées de notre savoir et de nos cultures.

En terminant, j'aimerais être un peu plus positif et exposer ce qui, à mon avis, découle de ces idées. En premier lieu, bien que nous ne connaissions pas de façon certaine les nombreux buts que nous recherchons pour nos enfants, nous voulons de toute notre volonté qu'ils soient vigoureux mentalement. Ceci n'est encore qu'un mot dont il n'est pas facile de connaître la signification exacte. Nous ne voulons pas seulement dire l'absence de maladie mentale, mais quelque chose de plus positif pour eux. Nous voulons qu'ils aient ce à quoi l'Organisation mondiale de la Santé et la Fédération mondiale de l'Hygiène mentale ont fait allusion comme « santé mentale positive ». Bien que nous n'ayons pas le temps de développer ceci entièrement, je désire attirer votre attention sur quelques idées qui ont été suggérées récemment par un ami et collègue, le docteur Marie Jahoda; ce dernier a essayé de faire la synthèse des opinions des psychologues et des psychiâtres sur le sens d'une bonne santé mentale. Incapable de trouver un seul critère pour la santé mentale, le docteur Jahoda suggéra, néanmoins, une série de six facteurs qui lui semblaient importants. Je vais maintenant vous faire quelques remarques sur ces six facteurs et en soumettre un septième à votre considération qui est également important.

Premièrement — et ceci touche au problème d'identité dont j'ai parlé plus tôt — l'auteur mentionne l'acceptation du moi avec ses puissances et ses faiblesses, la connaissance et l'éveil de la conscience sur sa propre personnalité — un sens de l'identité — une connaissance de qui et de ce que nous sommes. J'ai déjà expliqué que quelques-unes de nos situations actuelles créent des difficultés quant à ce critère particulier, ou groupe de critères, mais, qu'à mon avis, personne ne devrait mettre en doute son importance.

Deuxièmement, il doit y avoir, au moins jusqu'à un certain point, un ajustement et une adaptation au monde extérieur à nous, ainsi qu'aux autres peuples; nous y trouverons là de la satisfaction dans l'amour, le travail et les loisirs. Je suis d'avis que l'adaptation en elle-même n'est pas suffisante, malgré le conseil reçu d'un grand nombre de personnes dans le passé; je crois plutôt que l'adaptation, comme partie d'un ensemble de caractères importants, joue une part non négligeable.

Troisièmement, il doit y avoir l'autonomie, l'indépendance, le talent de prendre ses propres décisions.

Quatrièmement, il doit y avoir de l'esprit de suite, résultat de la personnalité. On ne considérerait pas comme sain d'esprit l'individu qui serait un feu follet, agité et décidé à faire un jour une chose diamètralement opposée à ce qu'il fait le jour suivant. Le docteur Gordon Allport de Harvard qui, plus que tout autre a fait valoir la notion d'intégration et de liaison, croit que c'est là que la religion peut, chez un grand nombre de personnes, jouer un rôle très important, en donnant une sorte d'unité à la personne, un but logique. Chez un grand nombre de personnes la religion produit cette sorte d'intégration. Pour d'autres groupes, elle proviendra de la science, alors que pour d'autres encore cela peut être accompli par une identification avec l'humanité.

Cinquièmement, le docteur Jahoda mentionne une claire perception du monde (et ceci n'est pas facile à obtenir), libre de toute déformation provenant du besoin — c'est-à-dire dégagée de toute déformation due à ce que nous voudrions que le monde fût. En d'autres termes, considérer le monde d'un oeil optimiste ou pessimiste nous empêcherait de rencontrer le critère qui nous dévoilerait la vraie figure du monde, de le percevoir bien clairement et de comprendre sa nature.

Sixièmement, et dernier item : la croissance, la maturité, le développement des ressources qu'il a en lui. Un individu, pour être sain, ne doit pas rester au même point; il doit se développer, s'activer pour atteindre à la maturité.

A la Fédération mondiale de l'Hygiène mentale, nous avons, tout récemment, examiné ces formules d'hygiène mentale ainsi que d'autres d'un point de vue que j'ai à peine le temps de porter à votre attention. Cette énumération de critères d'hygiène mentale ou tout autre sem-

blable est-elle applicable dans le monde entier ? Les notions d'hygiène
mentale qui découlent du travail des psychologues et des psychiâtres
de l'ouest peuvent-elles être employées dans les pays de l'est, en
Afrique et ailleurs ? Ces idées peuvent-elles être des produits d'expor-
tation au même titre que certains genres d'industries ou de meilleures
techniques de pêche ou de culture ? Nous avons eu à débattre cette
question de la proportion dans laquelle ces concepts d'hygiène mentale
s'appliqueraient dans les pays ayant des systèmes religieux comme
ceux de l'Inde ou de la Chine. S'appliqueraient-ils tout aussi bien aux
Indes, par exemple ? Est-ce que l'ajustement et l'adaptation au monde
extérieur signifient la même chose dans une communauté comme celle
de l'Inde où au moins l'un des buts du Bouddisme et de l'Hindouisme
est de se retirer du monde, de devenir indifférent et désintéressé à ce
qui nous entoure, à édifier une vie intérieure indépendante des hasards
de l'existence ? Est-ce que l'autonomie, l'indépendance ou l'aptitude à
juger sainement signifieraient la même chose dans la Chine de Confucius, par exemple, où l'individu est plutôt considéré comme un membre
d'une famille et où son identité est une partie de l'identité de sa
famille ou de son clan ?

Permettez-moi de raconter une courte anecdote. Pendant mes études
de postgradué à l'université Columbia j'ai rendu visite au professeur
Gardner Murphy. Il y avait là quelques autres étudiants, et parmi eux
un Chinois. Nous avons tous pris un excellent dîner à la résidence du
Professeur Murphy et, à environ dix heures du soir, l'étudiant chinois
se leva pour prendre congé et dit : « Monsieur le Professeur, il faut
que je vous quitte, il est dix heures » . Le professeur Murphy comme
tout hôte bien hospitalier, lui dit : « Eh bien, est-ce que vous ne
pouvez pas rester quelque temps encore ? Pourquoi faut-il que vous
partiez maintenant ? » L'étudiant chinois répliqua : « Oh ! monsieur le
Professeur, j'ai promis à mon grand-père que je serais chez moi tous
les soirs à dix heures; alors il faut que je parte. » Alors le professeur
lui dit : « Votre grand-père ! Votre grand-père est-il ici avec vous ? »
« Oh ! non, non; il est en Chine, mais je lui ai promis que je serais tous
les soirs à ma résidence à dix heures; il faut que je tienne parole. »
Essayez de vous figurer un étudiant américain ou canadien, laissé seul
à lui-même, qui suivrait les dictées de la famille jusqu'à ce point !

Tous ces critères auront probablement alors besoin d'être modifiés
selon la culture particulière à laquelle on les applique. Je pense qu'ils
sont tous applicables jusqu'à un certain point, mais requéront l'adaptation à la situation spécifique donnée.

J'ai dit, il y a un instant, que je proposerais un septième critère lequel me paraît de grande importance dans le monde actuel. Il me semble que l'hygiène mentale raisonnée exige de pénétrer dans une portion de l'humanité toujours plus considérable. Le regretté Franz Boas, de grande réputation, a déjà dit que si l'on pouvait observer attentivement chaque développement dont lui, comme anthropologiste, avait pris connaissance, en parcourant l'histoire des temps et des peuples avec lesquels il était familier, il déclarerait que le principal développement s'est fait depuis la loyauté de la famille vers une plus grande loyauté envers l'humanité. Nous sommes encore loin d'atteindre ceci, mais en ce qui concerne un monde qui diminue sans cesse, nous ne pouvons plus penser à nous-mêmes comme identifiés seulement avec le lieu particulier, la région particulière où nous sommes nés; nous devons nous considérer comme identifiés à une communauté plus grande.

Je vais donc terminer en énumérant quelques-unes des choses pratiques que, je crois, nous pourrions nous efforcer de ne pas oublier. Avec votre permission je répéterai que cette énumération est présentée sans aucun dogmatisme. Elle est simplement l'opinion d'un psychologue penché sur les questions sociales et qui a étudié ce problème, observé d'autres nations et d'autres cultures en plus de la nôtre, pour constater ce qui émerge comme des lignes indicatrices utiles. Il n'y a pas de recette, pas de manuel, pas d'indice bien claire, mais il existe peut-être quelques nervures centrales que nous pouvons retracer.

Premièrement, à mon avis, tous les extrêmes sont mauvais. Il n'est pas bon qu'une personne ait une liberté entière et sans frein; il n'est pas recommandable qu'une personne jouisse d'une autorité sans opposition. Il doit y avoir un sommet optimum et non pas le maximum de l'une ou de l'autre. Il doit y avoir quelque intégration ou quelque coordination entre ces extrêmes.

Deuxièmement, je dirais — et ceci se lie avec le premier point — que bien que la liberté totale n'est pas possible, nous devrions réduire l'autoritarisme à son minimum. Par autoritarisme je ne veux pas dire l'exercice de l'autorité légitime et de bon aloi. Je veux dire un autoritarisme exagéré ou excessif. Beaucoup d'écrits affirment que l'autorité excessive est néfaste au foyer. Le psychiâtre américain, le docteur Chaffner, est allé jusqu'à dire que l'autoritarisme à la maison a conduit au nazisme chez les Allemands. Si nous ne pouvons affirmer ce fait avec certitude, cependant une preuve évidente nous vient des États-Unis et de beaucoup d'autres pays, que l'autorité excessive établie en système, va de pair avec une attitude anti-démocratique. Elle va avec la haine des autres groupes, et avec l'insécurité et l'incertitude de sa propre position dans la famille et la société. La personne autoritaire, la personne fortement teintée de principes fascistes, est ordinairement stricte, rigide et hostile. La meilleure illustration de cette attitude provient d'une caricature parue récemment dans le *New Yorker* et représentant un homme debout dans un bar et ayant un pied sur la rampe. De toute évidence, il avait trop bu et disait d'une voix forte : « Je hais tout le monde, sans considération de race, de religion, de couleur ou d'origine nationale ».

Troisièmement, il existe quelque chose que je considère beaucoup plus important que toutes les règles et réglements employés dans la conduite des enfants, c'est la chaleur et l'affection que l'on devrait trouver à la maison. Ici, un regard sur les autres sociétés nous fournirait une nouvelle indice. J'estime qu'au moins dans la petite enfance, les enfants de grandes familles comme celles que l'on trouve aux Indes, et jusqu'à un certain point au Japon, où le patriarche a ses fils, et où les fils ont leurs épouses et leurs enfants, et quelquefois même jusqu'à la troisième et la quatrième génération sous un seul toit commun, développent un sens de sécurité et de confiance en eux-mêmes. Selon le docteur Lois Murphy, qui a travaillé aux Indes, ce fait est très évident chez leurs enfants. Il y a, pourriez-vous dire, beaucoup de chaleur dans la famille. On peut montrer de l'affection à un grand nombre de personnes, non seulement à son père et à sa mère, mais à d'autres pères et d'autres mères; non seulement à ses frères et soeurs, mais aux cousins et à ceux des autres familles voisines. La grande famille s'effrite dans le monde entier parce que l'industrialisation, dans une très large mesure, semble favoriser la famille peu nombreuse ou « nucléaire »; c'est-à-dire tout juste le père, la mère et les enfants que nous connaissons dans notre société. Par conséquent, nous devons nous efforcer d'introduire assez de chaleur et d'affection dans la petite famille pour compenser pour celle qui est perdue par la désagrégation de la grande famille pour assurer ce sentiment de sécurité dont l'enfant a besoin.

Quatrièmement (et ceci n'est pas facile à faire), il nous faut devenir conscients du fait que nous faisons beaucoup de choses pour nos enfants très machinalement. Comment pouvons-nous développer une confiance fondamentale dans les enfants ? Comment créons-nous en eux la sorte de personnalité dont nous avons besoin, si souvent, très inconsciemment, nous trahissons nos attitudes véritables ? Je vais vous raconter un trait où je suis moi-même en cause afin d'illustrer ce que je veux dire par la transmission inconsciente des attitudes aux enfants. Notre fille, qui a maintenant vingt-trois ans, avait deux ans environ au moment de cette histoire. J'ai une étude dans ma résidence qui se trouve dans la banlieue de New York. Il m'arriva, un jour, d'ouvrir la porte très délicatement et je trouvai ma petite fille dans l'étude. Elle marchait tout autour de la pièce touchant à tout dans la chambre et répétant : « Non, non, non, ! » Je me rendis compte soudainement de ce que j'avais dû faire à cette enfant, très inconsciemment. Je ne me souvenais pas d'avoir employé « non » si souvent en lui parlant, que tout dans mon étude signifierait non pour elle – quelque chose de défendu. Je croyais que j'avais été assez généreux dans mes permissions et que j'avais procuré à l'enfant une atmosphère aussi amicale et affectueuse que je pouvais. Cependant, de toute évidence, j'avais créé inconsciemment en elle le sentiment qu'il lui était défendu de dépasser telle mesure.

Il faut savoir ce que l'on a à faire, bien que ce soit difficile. Et très souvent, nous avons besoin d'aide, non pour transmettre d'une façon non consciente nos anxiétés ou nos frustrations sans réaliser ce que nous faisons. Comme je l'ai dit, il faut accepter les enfants comme des enfants. Nous n'avons pas toujours agi ainsi. Nous devons créer un climat favorable à la maturité et à la croissance. Nous devons être honnêtes vis-à-vis de nos enfants – et cela, certainement, nous ne l'avons pas toujours été. Quelques-uns d'entre vous avez peut-être assisté à la représentation d'un film français intitulé *Les quatre cents coups*. C'est l'histoire d'un garçon devenu délinquant à qui on fait subir un interrogatoire sur ses relations avec ses parents. Je n'oublierai jamais la réponse concise qu'il fit : « Eh bien, ils ne me disaient pas toujours la vérité ». C'était ce qu'il refusait d'accepter. Ils n'étaient pas honnêtes avec lui, ils ne disaient pas toujours la vérité.

Nous devons aussi épargner ou tenter de réduire les frustrations ou déceptions. Je souhaiterais avoir le temps de développer cette idée sous un point de vue tout particulier. Nous qui possédons une auto, que nous permettons à notre grand garçon de seize ou dix-sept ans de conduire pour ses rendez-vous du samedi soir, pensons que nous donnons à cet enfant tout ce qu'il est en mesure d'espérer. Si, cependant, il a un ami qui se sert de l'auto trois fois par semaine, il peut se faire que cette circonstance produise chez lui une frustration *relative*. Cette frustration ou déconvenue relative peut l'ennuyer autant qu'un autre garçon peut être ennuyé qu'il n'ait pas d'auto du tout et qu'il n'ait jamais la chance de conduire une voiture. Une étude faite par le docteur Butterfield il y a quelques années me revient à la mémoire. C'était dans une ville américaine de l'ouest-central dans laquelle on demanda à un groupe de parents d'une classe sociale passablement homogène, à quel âge ils autorisaient leur jeune fille à sortir seule avec un garçon. Les âges donnés, ce qui est inconcevable, variaient de douze à vingt ans. En d'autres termes, quelques parents laisseraient leurs filles sortir avec des garçons à douze ans, d'autres les laisseraient sortir dans les mêmes circonstances, seulement à l'âge de vingt ans. Lorsqu'on a une société complexe, composée de gens de différentes nations, cela peut créer une situation même plus sérieuse, parce que dans quelques-unes des familles traditionnelles italiennes ou espagnoles, les filles n'auraient jamais la permission de sortir sans surveillance en compagnie d'un garçon. Dans la communauté étudiée, il y avait ce que j'appellerais des frustrations relatives ou des restrictions relatives pour toute jeune fille au-dessus de l'âge de douze ans, parce qu'elle pouvait toujours montrer quelque fille plus jeune à qui on permettait de sortir avec un garçon tandis qu'on ne l'y autorisait pas.

Le problème ne consiste donc pas à savoir ce que nous faisons en termes absolus; ce n'est donc pas seulement une comparaison entre ce que nous faisons et ce que font les autres sociétés, mais ce que nous faisons pour nos enfants objectivement. On a même émis l'opinion que dans quelques communautés assez homogènes, les parents et les enfants pourraient en venir à une entente par laquelle tous les enfants du groupe auraient la permission de faire ce qu'eux et leurs parents avaient convenu, par exemple de l'heure à laquelle ils devraient revenir à la maison le soir, ainsi que d'autres genres de libertés et de contraintes.

Je sais que j'ai déjà trop parlé; il reste d'autres questions sur lesquelles je voudrais attirer votre attention. Qu'il me soit seulement permis de dire que ce que j'ai essayé de faire, c'est de jeter un coup d'oeil sur nos problèmes, de montrer quelques-unes des difficultés qui surgissent à cause de la nature de notre culture, à cause du fait que nous n'avons aucune homogénéité dans nos standards et que nous devons, par conséquent, chercher des standards pour nous-mêmes, avec l'aide de nos amis, de nos experts en quelques situations difficiles, mais ordinairement par nos propres efforts. Ceci n'est pas facile. J'ai indiqué de nombreuses causes de problèmes provenant de nos incertitudes. J'ai aussi fait quelques suggestions, quelquefois basées sur la connaissance des autres cultures, quelquefois pas, qui peuvent aider, et qui, en effet, aident souvent à réduire la difficulté et le problème d'élever nos enfants.

J'aimerais à faire une dernière remarque sur ce que j'ai dit plus haut au sujet de l'incertitude vis-à-vis du monde à venir — ce brave monde nouveau qui verra grandir nos enfants. On parle d'un âge nucléaire, de l'augmentation de l'automation, de beaucoup de choses mais sans savoir avec certitude ce que sera le monde à venir. En conséquence, il me semble que s'il est une qualité que les parents et les éducateurs devraient développer dans les enfants, c'est la souplesse. Souplesse ne veut pas dire « être un feu follet ou un caméléon », ou aller dans toutes les directions aux quatre vents. La souplesse signifie la capacité de changer, de s'adapter à quelque chose de différent lorsque nos principes, nos idées morales et religieuses le permettent. Si nous connaissons du monde futur rien sauf qu'il sera différent de l'ancien, nous ne pouvons pas former nos enfants à s'y adapter. Nous ne pourrons que les entraîner à s'adapter à la nouveauté, à la variété : les former, par conséquent, dans la voie de la souplesse, de l'aptitude à se modifier, de l'adaptabilité — non pas dans le sens, je le répète, de faire tout juste ce que le milieu demande, mais dans le sens d'être préparé à n'importe quel changement occasionné par le milieu, de façon à y faire face. Ce n'est pas facile, mais possible, toutefois.

PROJECT DISCUSSION GROUPS

COMITES DE PROJETS

Project Discussion Groups

EACH DELEGATE to the Conference chose a project in which he was particularly interested. The delegates then met with the director who had been responsible for the project study. The purpose of these meetings was to discuss the findings of the study and generally to discuss the subject matter of the study. Out of these discussions certain very valuable points emerged. These appear in the following pages.

Copies of Project Studies I-IV, VI, VII, IX, X, XIII, XIIIA, XV, and XVI are available from the National Office of the Conference, Suite 114, 31 Alexander Street, Toronto 5, Ontario. Copies of Project Studies V and XII may be obtained from the Dominion Bureau of Statistics, Ottawa.

I. PREMARITAL EDUCATION FOR PARENTHOOD

PREDICATING THEIR DISCUSSION on the acceptance of the family as the basic unit in the Judeo-Christian tradition, the members felt that the greatest benefit Canadian society could derive would result from a healthy family life. In order to attain this objective there should be adequate preparation for marriage and for parenthood.

Efforts should be made to extend the facilities for this preparation by:

(1) furthering present studies through existing national and provincial organizations — religious, social, educational, and others — and through individuals who have given leadership in this field;

(2) studying the National Marriage Guidance Councils of the United Kingdom and the National Council on Family Relations and the National Catholic Welfare Bureau in the United States;

(3) co-ordinating and disseminating relevant findings to all participants in this Conference.

To accomplish this and to ensure continuing action throughout Canada there should be a continuing committee of the Canadian Conference on Children, as well as full and formal provincial committees in each of the ten provinces.

II. EVALUATION OF PRE-NATAL PROGRAMMES, WELL BABY CLINICS, PRE-SCHOOL CLINICS, SCHOOL HEALTH SERVICES, MENTAL HEALTH PROGRAMMES, AND SPECIAL HOSPITAL FACILITIES FOR CHILDREN

THE MEMBERS found that while children in Canada from birth to one year have access to intensive programmes for well baby care (although a wide variation in staffing method was found), there is far less attention given to pre-natal care and to the child between its first year and its sixth birthday. Fifty per cent of the communities reported that hospital facilities for children were inadequate to care for the sick children of the area. There is need for (1) research into the efficiency of staffing methods; (2) more extensive and more effective facilities which would augment the pre-natal care provided by private physicians; (3) a further development of services for the age group one year to six years; and (4) an expansion of hospital facilities in those communities reporting inadequate facilities to care for the sick children of the area.

III. SPECIAL EDUCATIONAL OPPORTUNITIES FOR CHILDREN

A NUMBER of pertinent questions were raised in the discussions, among which were the following.

(1) Since entrance to Grade I ranges across Canada from five years and eight months to six years and eleven months, do regulations enable adequate consideration of mental age and physical and emotional development, as well as chronological age?

(2) Should provision be made to enable a child to proceed at his own rate in the acquisition of school skills (particularly in the primary grades) and not be branded as a "failure" if he does not meet a fixed standard in all subjects at a certain time?

(3) Are the schools usurping responsibilities which should belong to the home; or is the community forcing the schools into this position?

(4) Is money being spent to develop new programmes for the treatment and education of certain groups of handicapped children without due regard to the child's right to and need for his family relationship during his early years and without regard to existing research or facilities ?

IV. CHRONIC DISABILITIES IN CHILDREN

AFTER REVIEWING THE REPORT on this project and considering in addition dental problems, the members decided that a logical development of the work done for this Conference on the handicapped child might be to collect through an existing or newly-created centre in Canada reliable statistics on the incidence of chronic disabilities. The purpose would be:

(1) to standarize definitions so that statistics from provincial registries were truly comparable;

(2) to stimulate all provinces to maintain proper registries (to facilitate early detection of disabilities);

(3) to save duplication of effort whenever new services were set up, in obviating the need for surveys of incidence;

(4) to give all those working in the field of the handicapped child a proper perspective of the total picture;

(5) to act as a clearing-house for information on active research going on in the field of the handicapped in Canada;

(6) to keep an accurate bibliography of services available in Canada; and

(7) to advise in regard to educational pamphlets suitable for distribution to parents.

V. MORTALITY STATISTICS OF CHILDHOOD

THE MEMBERS OF THIS GROUP felt that there should be serious concern about the alarming rate of infant mortality in Canada, which is placed twelfth among countries of comparable standards of living. This points to the need for research into the medical, social, and economic factors which contribute to this situation; and the extension and improvement of programmes which will help to ensure infant survival including (a) care of mothers and new born babies, and (b) continuing health supervision of infants by both private physicians and community health agencies.

VI. FOSTER HOME CARE, GROUP CARE FOR CHILDREN, AND ADOPTED CHILDREN

THE GROUP felt that the traditional child welfare services in many if not all the provinces have been starved financially compared to other services of human need. It also felt that there was insufficient trained staff, and that child welfare should move away from the traditional concept to a much larger role. The following comments were made.

(1) Trained staff are lacking in children's services and in the multiplicity of income maintenance programmes.

(2) Inadequate family services are being provided which results in money not being used to the best advantage in the home.

(3) Welfare is indivisible.

(4) There is a discernible and growing feeling that governments, through the Provincial Directors of Child Welfare, should broaden their function and become responsible for stimulating and co-ordinating well-balanced services in the whole field of child welfare.

(5) The traditional role of being responsible for neglected and dependent children, in effect picking up the pieces, does not go far enough.

(6) There is need for the development of facilities for specialized group care, well financed and competently staffed, to deal with special problem children.

VII. THE SPIRITUAL NEEDS OF CHILDREN

PERSONS OF MANY FAITHS are attending the first Canadian Conference on Children. We, the members of Project Group VII, recognize this diversity and, indeed, accept it as an expression of one of the fundamental privileges of living in Canada. We are, however, deeply conscious that we share a dedication to the preservation and furtherance of such basic values and needs as a concept of God, the brotherhood and interdependence of man, and love and respect for self and others.

We declare to the Canadian people that it is our solemn intention to enunciate and emphasize these affirmations which will draw us closer together, which are inclusive rather than exclusive, and which represent the deepest needs of this and future generations. We are concerned, however, that:

(1) the values and attitudes of many young people (and adults) do not appear to be in harmony with many of the fundamental values believed to be essential to a full, meaningful, and productive life; and where such values are professed, there appears to be a considerable discrepancy between what is professed and what is practised with resultant cynicism and demoralization;

(2) there are significant forces and influences in our society which appear to deny and to undermine the values described;

(3) we have not sufficiently developed adequate methods of communicating these values meaningfully to young people in the context of everyday life.

We therefore hope that in any future conference on children these concerns will be considered of primary urgency and that ways and means be established whereby surveys, studies, and other appropriate steps be undertaken to prepare for such a conference. This recommendation stems from our conviction that the preservation, development, and progress of our society are dependent upon the extent to which we and our children are dedicated to and motivated by these values.

We further earnestly recommend that this Conference issue a call to all those concerned with the welfare of our children and our nation that they bend every effort toward assuring that Canadian children are afforded full opportunity and encouragement to recognize, develop, affirm, and express these values through the common everyday experiences of life.

VIII. HEALTH EDUCATION

The discussion group wondered why so important a topic had not received any working paper or documentation prior to the Conference. It was agreed that the topic was of the utmost importance. Yet, the modes of preparing appropriate data adopted prior to the Conference did not seem to fit this particular area of concern. In this area the health of school children was not to be the focus of the pre-Conference enquiries; to some extent, other projects dealt with that subject.

When it came to examining health education, the project committee ran into all the challenging difficulties which are attendant upon "process," rather than "factual outcomes." Many of the projects could count and account for handicaps, physical or mental, and so on. What "data" could be got for "health education," when each province describes and prescribes health education as a "good thing," but each in its own way. No comparison or contrast could be made from studies of provincial educational curricula. The amount of time spent, nature of the stated objectives, suggested content of health courses, and so forth appeared to be relatively meaningless without far more information on the manners, methods, and attitudes involved.

Does health education refer to physical handicaps and dangers, with preventive rules of cleanliness and the like; or does it include as an integral part of health what we sometimes call "mental health?" On matters of cleanliness or personal hygiene, some things are fairly clear. Should the principle of health as indivisible be violated, and a special course on mental health be set up — as if brushing one's teeth is independent of "social living?" Or can mental health education be incorporated in "education for health?"

Of the curricula examined there seemed to be a varying list of items where mental health was concerned: a bit of child study; an acquaintance with "norms of expected behaviour — in our culture; new terms, such as rationalization, prejudice, withdrawal, or aggression; adolescence as a determined effort to see development as a difficulty or even as a protest; adulthood as a determined effort to perpetuate the status quo without knowing why the status and why the quo.

It was felt that a topic as important as this was already giving concern to educators and educationists. It was heartening to know that, as far as could be ascertained, all provinces were allotting a significant amount of time and attention to "health education in schools"; and currently several provincial Departments of Education had established new committees to review and revise their programmes and practices.

The discussion group felt that the Conference on Education might well take steps to assist provincial Departments of Education to set up such review committees on a multi-professional basis, and to make provision for special consultation on particular issues (e.g. mental health education), without violating the principle of health as indivisible.

Also, the group felt that special action projects (such as that sponsored and directed by Dr. Margaret Nix in Montreal) should be set up on a research basis.

IX. RADIO AND TELEVISION

THE FOLLOWING emerged from the group discussion of this subject:

(1) that social scientists be urged to take an active interest in studying ways of discovering the long term consequences of the mass media on children's development; and

(2) that the public be made more aware of the positive and constructive potentialities of media like television.

X. AVAILABILITY OF REGULATIONS CONCERNING PRE-SCHOOL EDUCATION

THE MEMBERS OF THE GROUP accepted both the French and English reports with the hope expressed that the gaps in present information could be collected at some later date. To facilitate this it was agreed that a Canadian National Committee be formed. The group found the following:

(1) Legislative provisions for the operation of pre-school units vary widely from province to province. Nursery schools are being operated on an unregulated basis in all provinces except two.

(2) There is a lack of research concerning the effect of pre-school experience on children.

(3) There is a need for adequate training facilities for teachers of kindergartens and nursery schools.

(4) Pre-school education requires more understanding on the part of parents and the public.

XI. ACCIDENTS AND ACCIDENT PREVENTION

BECAUSE ACCIDENTS are the leading cause of death of children (45 per cent of all deaths in the 1–19 year age group), it was strongly recommended that national, provincial, and community safety councils be established to study the nature and extent of the accident problem, and to develop and co-ordinate programmes of accident prevention at all levels.

XII. SCHOOL LEAVING LEGISLATION AND PRACTICES

AFTER FULL DISCUSSION of the report "Student Progress through the Schools," the group accepted the recommendations of the chairman's report:

(1) that following the suggestions of the Dominion Bureau of Statistics' study, for its limitations are stated within its text, ways and means be found whereby more accurate information can be obtained regarding the causes and effects of drop-out, retardation, and retention;

(2) that steps be taken to ensure that all Canadian youth have

equality of opportunity so that none of our potential will be wasted because of financial reasons;

(3) that a study be made on both philosophical and operational levels as to why present and community attitudes do not present many of our youth with interest and challenge in educating;

(4) that a commission be set up to study and report on the ways and means whereby Canada's education be made more stimulating.

XIII. CULTURAL INFLUENCES ON CHILDREN

THE LIBRARY STUDY revealed that, at the present time, 85 per cent of rural Canadian children, and 23 per cent of urban Canadian children, are without library service. The existing library service is known in many areas to be inadequate and below the standards of professionally recommended public library service. Judged by examples of the United Kingdom and Scandinavian countries, it is known that 100 per cent library service can be achieved.

Since the reading of worthwhile books is an integral part of the child's fundamental right to opportunities of learning and enjoyment, it was felt:

(1) that through the Canadian Conference on Children every effort should be made to attain the 100 per cent library service for children in Canada; and

(2) that the ten provincial governments should be asked to take appropriate steps to achieve this 100 per cent coverage of public library service to children.

XIIIA. DELINQUENCY

THE GROUP, after discussion, concluded the following.

(1) The report as it stands needs a great deal of interpretation; otherwise it could be misleading in many points.

(2) There is a great need for definition of terms.

(3) There should be an evaluation of what is done in Canada in the whole field of juvenile delinquency.

(4) There should be a study and evaluation of the type of training that the people working in this field receive in different provinces.

(5) Co-ordination and communication between the schools, the

courts, and other services seems to be lacking in all parts of the country.

(6) The training of school teachers in the detection of juvenile delinquents could be an important part of a prevention programme.

(7) There is an urgent necessity for research combined with action.

(8) There should be a serious study of statistics throughout the country with the objective of creating more uniformity in their compilation in the provinces.

XIV. YOUTH COUNSELLING

No FORMAL STUDY had been distributed on this project prior to the Conference. There was, however, available to the group which met, information which had been received from all provincial Departments of Education. After discussion it was recommended that the project be concluded and distributed; and that there be included information on counselling services in voluntary agencies.

The group found that (1) student counselling is an essential aspect of the programme of the modern school in this industrial age; (2) there is a gross inadequacy of adequately trained school counsellors; and (3) there is a grave need for many more carefully selected, well qualified counsellors in the high schools and also the elementary schools.

XV. FACILITIES FOR EMOTIONALLY DISTURBED CHILDREN

THE DISCUSSION indicated the following.

(1) Better planning in the whole field of care and treatment of the emotionally disturbed child was necessary.

(2) A more thorough "search" into community services was warranted to ensure that those presently engaged in this field are being used to the best advantage, and to ascertain if others could be reoriented to give specialized help.

(3) Much more research was necessary.

(4) Better diagnostic services would result in better planning of treatment.

(5) The setting up of a board to co-ordinate services would be of great value.

XVI. MOTHERS WORKING OUTSIDE THE HOME

THE FOLLOWING POINTS were raised at the group discussing the effect upon children of the employment of the mother outside the home.

(1) No generalization holds true for all children or all mothers.

(2) Many general assumptions and freely expressed opinions about working mothers and their children are untested or unsupported by objective evidence.

(3) Many factors beside the economic one influence the employment of the mother outside the home. Some find employment so enriches their life that they are able to fulfil their role as "parent" better than if they were always at home.

(4) Homemaking and child-rearing *per se* need to be raised to a higher status. It should not be necessary for a woman to feel that only through "outside" employment could she fulfil her need to make a social contribution that is valued by society.

(5) Extensive research on this problem needs to be conducted. This research should be extended to include not only the "working" mother, but also the mother who is out of the home for other reasons such as social activities or organizational and committee work.

(6) Studies should also be initiated to examine the effect of the increasing burden placed on mothers of young children by the lack of domestic help, the mobility of families, and so on.

XVII. RECREATION

AT THE TIME the Conference was held this study, which was being undertaken with the co-operation of the Community Planning Association of Canada, was not complete. An interim report was submitted which did not lend itself to discussion. The complete report, it is hoped, will be available by June, 1961.

Comités de projets

CHACUN DES DÉLÉGUÉS à la Conférence choisit un projet dans un domaine où il avait un intérêt particulier. Tout d'abord, les délégués et le directeur en charge d'un projet d'études eurent une réunion d'approche dans le but de discuter des résultats et, d'une façon générale, du projet choisi. Certains points très importants ressortirent de ces échanges de vues. Nous vous en faisons part dans les pages suivantes.

On peut se procurer des exemplaires des projets I-IV, VI, VII, IX, X, XIII, XIIIA, XV, XVI au bureau central de la Conférence, situé à 31 Alexander Street, Suite 114, Toronto 5, Ontario. Des exemplaires des projets V et XII sont à votre disposition au Bureau des Statistiques de Dominion, Ottawa, Ontario.

I. ENSEIGNEMENT PREMARITAL A L'ETAT DE PARENTS

FONDANT LEURS ÉTUDES sur l'acceptation de la famille comme la base principale de la tradition judéo-chrétienne, les participants furent d'avis que le plus grand profit que la société canadienne pourrait en tirer serait le résultat d'une vie de famille heureuse. Afin d'atteindre cet objectif, il devrait y avoir une préparation au mariage et à l'état de parents.

On devrait s'efforcer d'augmenter les moyens propres à cette préparation:

(1) en poussant plus loin les études actuelles par l'entremise des organisations nationales et provinciales — religieuses, sociales, éducationnelles et autres — et par des individus qui ont joué un rôle d'influence dans ce domaine;

(2) en étudiant les Conseils nationaux d'Orientation pour le Mariage du Royaume-Uni, et le Conseil national des Relations familiales et le Bureau national catholique du Bien-être des États-Unis;

(3) en coordonnant et en diffusant les connaissances nouvelles touchant cette question, auprès de tous les participants à cette Conférence.

Afin d'accomplir cette tâche et d'en assurer l'action continue à travers tout le Canada, on devrait instituer un comité permanent de la Conférence canadienne de l'Enfance, tout comme des comités provinciaux officiels et complets dans chacune des dix provinces.

II. EVALUATION DES PROGRAMMES D'EDUCATION PRENATALE, CLINIQUES DE SANTE POUR BEBES, CLINIQUES PRESCOLAIRES, SERVICES SCOLAIRES DE SANTE, PROGRAMMES D'HYGIENE MENTALE ET FACILITES SPECIALES POUR ENFANTS

LES PARTICIPANTS à ce projet ont conclu qu'alors que les enfants canadiens participent, depuis leur naissance jusqu'à l'âge de douze mois, à un programme intense de bons soins aux bébés (bien qu'il existe une grande variété dans la méthode de recrutement du personnel), on se préoccupe beaucoup moins des précautions prénatales, et de l'enfant durant la période de la première à la sixième année. Cinquante pour cent des communautés ont rapporté que les commodités dont disposent les hôpitaux pour les enfants étaient inadéquates pour traiter les enfants de la région. En conséquence, il existe un besoin:

(1) de recherche dans le domaine des méthodes à suivre pour obtenir un personnel plus compétent;

(2) des moyens plus variés et plus efficaces qui augmenteraient les précautions prénatales conseillées par les médecins de famille;

(3) un plus grand développement des services à la disposition des enfants d'un an à six ans; et

(4) une augmentation des commodités dans les hôpitaux qui ont indiqué des moyens inadéquats pour le soin à donner aux enfants malades des mêmes régions.

III. POSSIBILITES SPECIALES D'EDUCATION POUR LES ENFANTS

BEAUCOUP DE QUESTIONS FORT à propos furent soulevées dans les discussions, parmi lesquelles mentionnons les suivantes.

(1) Puisque l'entrée dans la première année s'étend dans tout le Canada de l'âge de cinq ans et huit mois à six ans et onze mois, est-ce que les règlements scolaires autorisent de faire entrer en ligne de compte l'âge mental, le développement physique et d'émotivité aussi bien que l'âge chronologique ?

(2) Devrait-on prendre des dispositions pour rendre un enfant capable d'avancer à sa propre vitesse dans l'acquisition des connaissances scolaires (particulièrement dans les classes primaires) et de ne pas être marqué comme « doubleur » s'il ne satisfait pas à un standard établi dans toutes les matières à un moment donné ?

(3) Les écoles usurpent-elles les responsabilités qui devraient être du ressort de la famille ? Ou est-ce que la communauté force les écoles à prendre cette attitude ?

(4) Est-ce qu'on consacre un budget à développer de nouveaux programmes pour le traitement et l'instruction de certains groupes d'enfants handicapés sans égard nécessaire au droit et au besoin que l'enfant a de ses rapports avec sa famille pendant ses jeunes années, et sans égard aux recherches qui se poursuivent ni aux moyens existants ailleurs ?

IV. LES INCAPACITES CHRONIQUES CHEZ LES ENFANTS

Après avoir analysé le rapport sur ce projet et avoir considéré en surplus les problèmes relatifs aux dents, les participants ont décidé qu'un développement logique du travail accompli pour cette conférence sur les handicapés, pourrait être de réunir dans un centre existant déjà (ou de créer un nouveau centre) des statistiques auxquelles on pourrait se fier sur le nombre de cas d'incapacité chronique, dans les bouts suivants:

(1) standardiser les définitions de façon à ce que les statistiques provenant des bureaux d'enregistrement provinciaux soient vraiment comparables;

(2) stimuler toutes les provinces à maintenir des enregistrements appropriés (en vue de faciliter le dépistage rapide des incapacités);

(3) épargner la duplication de l'effort lorsque de nouveaux services sont établis, en obviant au besoin d'examens de fréquence;

(4) donner à tous ceux qui travaillent dans le domaine de l'enfant handicapé une vue convenable de la situation entière;

(5) servir de bureau de liquidation pour renseignements sur les recherches actives qui sont en cours dans le domaine des handicapés au Canada;

(6) conserver une bibliographie exacte des services des handicapés existants au Canada;

(7) au sujet des publications, faire connaître aux parents celles qui sont convenables et les recommander pour distribution.

V. STATISTIQUES DE MORTALITE DE L'ENFANCE

Les membres de ce groupe ont eu l'impression que l'on devrait se préoccuper beaucoup du taux alarmant de la mortalité infantile au

Canada, qui occupe le douzième rang parmi les pays ayant un standard de vie comparable au nôtre. Cette situation indique les besoins suivants : une recherche des facteurs médicaux, sociaux et économiques qui contribuent à cette situation; et l'élargissement et l'amélioration des programmes qui aideront à assurer la survivance aux bébés. Ce programme comprendra alors (a) le soin apporté aux mères et aux bébés nouveau-nés, et (b) la surveillance de la santé aux tout jeunes enfants, à la fois par des médecins de famille et par les agences de santé de la communauté.

VI. LES SOINS DANS LES FOYERS NOURRICIERS, SOINS EN GROUPES POUR LES ENFANTS ET LES ENFANTS ADOPTIFS

LE GROUPE a eu l'impression que dans un grand nombre de provinces sinon dans toutes, les services traditionnels de bien-être pour l'enfant ont souffert à l'extrême du peu d'aide financière, si on les compare à d'autres services affectés aux nécessités humaines. Ils sont aussi d'avis que le personnel compétent n'est pas assez nombreux et que le bien-être de l'enfant devrait s'éloigner du concept traditionnel pour envisager un rôle beaucoup plus large. La discussion donna lieu aux remarques suivantes.

(1) Il y a pénurie de personnel bien formé dans les services d'assistance aux enfants et dans les nombreux programmes de recrutement de fonds d'entretien.

(2) On constate que les services familiaux sont inadéquats, ce qui a pour résultat que l'argent n'est pas employé au meilleur avantage du foyer.

(3) Le bien-être constitue un tout indivisible.

(4) Il existe un sentiment croissant et facile à discerner que les gouvernements, par l'entremise des directeurs provinciaux du bien-être de l'enfance, devraient élargir leur fonction et s'occuper de stimuler et coordonner des services bien équilibrés dans le domaine entier du bien-être de l'enfant.

(5) La fonction traditionnelle de prendre à notre charge et sous notre responsabilité les enfants délaissés, en réalité de n'intervenir que lorsque le mal a été fait, est insuffisante et ne va pas assez loin.

(6) On constate un besoin dans le développement des ressources à mettre à la disposition de groupes pour des besoins spéciaux. Bien pourvus d'argent et d'un personnel compétent, ces groupes permettront

de s'occuper avec efficacité des cas spéciaux de certains enfants-problèmes.

VII. LES BESOINS SPIRITUELS DES ENFANTS

DES PERSONNES DE NOMBREUSES CROYANCES RELIGIEUSES suivent le premier congrès de la Conférence canadienne de l'Enfance. Nous, les membres du projet no. VII, reconnaissons cette diversité et l'acceptons même comme l'expression de l'un des privilèges fondamentaux inhérents à la vie au Canada. Cependant, nous avons pleinement conscience que nous nous consacrons tous à la préservation et à l'avancement de valeurs fondamentales et de besoins tels que l'idée de Dieu, la fraternité et l'interdépendance de l'homme, l'amour et le respect de soi et des autres.

Nous déclarons au peuple canadien notre solennelle intention d'exprimer avec insistance ces affirmations qui nous rapprocheront davantage, qui sont complètes plutôt que partielles, et qui représentent les besoins les plus essentiels de cette génération et des générations futures. Les points énumérés ci-après font l'objet de nos préoccupations.

(1) Les valeurs et les attitudes de beaucoup de jeunes gens et d'adultes ne semblent pas être en harmonie avec beaucoup de valeurs fondamentales considérées comme essentielles à une existence remplie, délibérée et pleine de résultats. Et là où l'on professe de telles valeurs, il semble y avoir contradiction entre l'enseignement et la pratique, d'où résultent le mépris de la morale et la découragement.

(2) Il y a dans notre société des forces intentionnelles et des influences qui semblent nier et détruire les valeurs décrites.

(3) Nous n'avons pas suffisamment développé les méthodes propres à communiquer ces valeurs d'une façon assez claire aux jeunes gens en ce qui concerne les faits de la vie quotidienne.

En conséquence, nous espérons qu'à l'occasion de toute future conférence sur l'enfance, ces questions seront considérées de première urgence, et que l'on prendra les initiatives par lesquelles des enquêtes, des études seront faites, et d'autres mesures seront prises pour la préparation d'une telle conférence.

Cette recommandation ressort de la conviction que la continuation, le développement et le progrès de notre société dépendent de l'intensité de notre dévouement et de celui de nos enfants, et du degré où ils seront motivés par ces valeurs.

Nous désirons vivement recommander que cette Conférence fasse un appel à tous ceux qui sont intéressés aux enfants de notre nation afin qu'ils tournent tous leurs efforts à assurer qu'on accorde à tous les enfants du Canada l'occasion et les encouragements nécessaires pour reconnaître, développer, affirmer et exprimer ces valeurs dans leur vie quotidienne.

VIII. L'HYGIENE

LES MEMBRES DE CE COMITÉ D'ÉTUDE se demandèrent pourquoi, étant donnée l'importance du sujet, aucune documentation et aucun plan de travail n'avaient été préparés antérieurement à la Conférence. Tous étaient d'accord sur l'importance du sujet; cependant, la méthode de préparer des données appropriées qui seraient adoptées avant la Conférence n'a pas semblé convenir à ce problème particulier. Dans ce domaine, la santé des élèves ne devait pas être le centre des enquêtes antérieures à la Conférence. Il est vrai que, jusqu'à un certain point, d'autres projets traitèrent de cette matière.

Lorsqu'on en vint à étudier la question de l'hygiène, le comité du projet rencontra les grandes difficultés inévitables lorsqu'on s'attaque aux procédés à suivre plutôt qu'aux résultats pratiques. Un grand nombre de projets pouvaient tomber sous la catégorie des infirmités physiques et mentales, et les expliquer en même temps, et ainsi de suite.

Quelles données peut-on obtenir sur l'hygiène lorsque chaque province décrit le programme d'hygiène et le prescrit comme « une excellente chose », mais chacune à sa propre manière ? De l'examen des programmes d'enseignement des provinces, il ne fut pas possible de faire aucune comparaison ni de tirer aucun contraste. Le temps consacré à l'hygiène, la nature des objectifs mentionnés, le programme suggéré pour les cours d'hygiène semblèrent sans aucune importance tant qu'on n'aura pas beaucoup plus d'information sur les matières, les méthodes et les attitudes impliquées.

Est-ce que l'hygiène traite des infirmités physiques et des dangers qui menacent la santé ainsi que des règles de prévention ou de la propreté et ainsi de suite ? Ou bien, comprend-elle comme une partie intégrale de la santé, ce que nous appelons parfois « l'hygiène mentale » ? Quant aux questions de propreté ou d'hygiène personnelle, plusieurs choses sont assez claires. Est-ce que l'on devrait passer outre le principe selon lequel la santé est une chose formant un tout et établir un cours spécial d'hygiène mentale, tout comme le fait de se brosser les dents est indépendant des bonnes manières ? Ou bien, peut-on incorporer l'hygiène mentale dans un programme d'étude de l'hygiène ?

Parmi les programmes que nous avons examinés, il a semblé qu'il y avait une liste de divers item concernant l'hygiène mentale : quelques notions relatives à la nature de l'enfant, des connaissances sur les normes du comportement auquel on s'attend dans notre culture. On constate la présence de nouveaux termes, tels que la rationalisation, le préjudice, le départ de l'école ou l'agression, l'adolescence signifiant un effort déterminé pour voir le développement comme une difficulté ou même comme une protestation; l'état d'adulte comme un effort déterminé afin de maintenir le statu quo sans qu'on connaisse la signification du « statu » ni celle du « quo ».

On fut d'avis qu'un sujet de cette importance préoccupait déjà les professeurs et les personnes intéressés à l'éducation. Ce fut un réconfort d'apprendre que, en autant que l'on sache, toutes les provinces consacraient du temps et accordaient une attention convenable à l'enseignement de l'hygiène dans les écoles. On nota aussi que plusieurs départements de l'Education avaient établi des nouveaux comités pour examiner et reviser au besoin leurs programmes et leurs méthodes.

Le comité d'étude eut l'impression que la Conférence sur l'Education pourrait bien prendre des dispositions pour venir en aide aux départements provinciaux de l'Education en vue d'établir des comités de revue sur une base multiprofessionnelle et à prévoir pour une consultation spéciale sur certaines questions particulières, par exemple, l'hygiène mentale, sans violer le principe de la santé indivisible.

Le groupe eut aussi l'impression que des projets spéciaux à entreprendre (comme ceux qui furent appuyés et dirigés par le docteur Margaret Nix de Montréal) devraient être entrepris en se basant sur la recherche.

IX. RADIO ET TELEVISION

Le comité d'étude sur la radio et la télévision a présenté le rapport suivant :

(1) que les savants sociologues soient instamment invités à étudier les moyens de découvrir les conséquences à longue portée des communications de masse sur le développement des enfants; et

(2) que le public soit mis davantage au courant des possibilités de développements qu'offre un moyen de communication tel que la télévision.

X. DISPONIBILITE DES REGLEMENTS CONCERNANT L'ENSEIGNEMENT PRESCOLAIRE

LES PARTICIPANTS DE CE GROUPE ont accepté les rapports anglais et français en exprimant l'espoir que ce qui manque aux renseignements actuels pourrait être recueilli à une date ultérieure. Afin de faciliter ce travail on décida de former un comité national canadien. Le groupe rapporta ce qui suit.

(1) Les dispositions législatives prises pour le fonctionnement des institutions d'enseignement préscolaire varient sur une grande échelle d'une province à l'autre. La législation scolaire ne couvre pas les maternelles dans les provinces canadiennes à l'exception de deux.

(2) Il ne se fait pas assez de recherches concernant les effets de l'expérience préscolaire sur les enfants.

(3) Les professeurs de jardins d'enfants et de maternelles manquent de moyens suffisants de formation pour faire face aux besoins.

(4) L'enseignement préscolaire requiert plus de compréhension de la part des parents et du public.

XI. LES ACCIDENTS ET LA PREVENTION DES ACCIDENTS

LES ACCIDENTS étant la cause principale de la mort des enfants (45 pour cent de toutes les mortalités chez les enfants âgés de 1 à 19 ans), on recommanda vigoureusement que des conseils de sécurité paroissiaux, municipaux, provinciaux et nationaux soient établis pour étudier la nature et l'étendue du problème des accidents; et que des programmes de prévention des accidents soient développés et coordonnés à tous les niveaux.

XII. LEGISLATION ET PRATIQUES QUI REGISSENT LES DEPARTS DE L'ECOLE

APRÈS UNE ÉTUDE COMPLÈTE DU RAPPORT intitulé « Le progrès de l'étudiant pendant sa scolarité », le groupe accepta les recommandations du rapport du président que nous énonçons ci-après :

(1) qu'à la suite des suggestions provenant de l'étude entreprise par le Bureau des Statistiques du Dominion (car ses lacunes sont indiquées dans le texte même) on trouve des moyens propres à fournir des renseignements plus précis sur les causes et les effets des départs scolaires et de la répétition des mêmes années;

(2) que des dispositions soient prises pour assurer que tout jeune Canadien puisse avoir également accès aux institutions d'éducation de sorte qu'aucune partie de notre potentiel humain ne reste à l'état inculte à cause de raisons financières;

(3) que l'on fasse une étude sur les causes et le fonctionnement afin de savoir pourquoi les attitudes actuelles de la communauté ne présentent pas, aux yeux de notre jeunesse, un intérêt et un stimulant à l'instruction;

(4) qu'une commission soit établie pour étudier les moyens de rendre l'éducation stimulante au Canada et faire un rapport sur cette étude.

XIII. LES INFLUENCES CULTURELLES SUR LES ENFANTS

L'ÉTUDE RELATIVE AUX BIBLIOTHÈQUES a révélé qu'en ce moment, 85 pour cent des jeunes Canadiens des milieux ruraux et 23 pour cent des enfants du Canada des centres urbains, sont privés de services de bibliothèques. Le service de bibliothèque en existence est connu dans de nombreuses régions comme inadéquat et inférieur aux standards recommandés pour les bibliothèques par les autorités compétentes. Si l'on en juge par les exemples du Royaume-Uni et des pays scandinaves, on sait que l'on peut atteindre à un service de bibliothèque à 100 pour cent d'efficacité.

Puisque la lecture de livres de valeur est une partie intégrale du droit fondamental de l'enfant aux sources du savoir et de la jouissance de l'esprit, on a cru :

(1) que par l'entremise de la Conférence canadienne de l'Enfance on devrait faire tous nos efforts pour obtenir un service de bibliothèques pour nos enfants à 100 pour cent d'efficacité; et

(2) que les dix gouvernements des provinces devraient être priés de prendre les dispositions nécessaires pour assurer à 100 pour cent le service de bibliothèques publiques pour enfants.

XIIIA. LA DELINQUENCE

LE GROUPE, après des échanges de vues, conclut aux remarques suivantes à noter.

(1) Le rapport dans son état actuel a besoin d'explications détaillées; autrement, il pourrait induire en erreur sur plusieurs points.

(2) Nous avons un grand besoin de définitions de termes.

(3) On devrait faire une évaluation de ce qui se fait au Canada dans le domaine entier de la délinquance juvénile.

(4) On devrait faire une étude et une évaluation du genre de formation que devraient recevoir les personnes qui travaillent dans ce domaine dans les diverses provinces du Canada.

(5) La coordination et la communication entre les écoles, les cours de justice et autres services semblent manquer dans toutes les parties du pays.

(6) La formation professionnelle des instituteurs spécialisés dans le signalement des jeunes délinquents pourrait constituer une partie importante d'un programme de prévention.

(7) Il y a une nécessité urgente de recherche et d'action combinées.

(8) Il devrait y avoir une étude sérieuse de statistiques dans le pays, faite dans le but de créer une compilation plus uniforme dans toutes les provinces du Canada.

XIV. L'ORIENTATION DES JEUNES

AUCUNE CONSIDÉRATION ou directive précise n'avait été distribuée concernant ce projet avant la Conférence. On avait mis à la disposition du groupe qui se réunissait, cependant, des renseignements qu'on avait reçus des départements de l'Education de toutes les provinces. A l'issue de l'échange d'idées on fit les recommandations suivantes : (1) que le projet soit terminé et le rapport distribué; et (2) qu'on y ajoute des renseignements sur les services d'orientation dans les agences libres;

Les participants du comité ont constaté : (1) que l'orientation de l'étudiant est un aspect essentiel du programme de l'école moderne dans cet âge industriel; (2) qu'il y a une insuffisance marquée d'orienteurs scolaires compétents; et (3) qu'il y a un grand besoin d'un nombre considérable de conseillers en orientation bien qualifiés dans les écoles secondaires et aussi dans les écoles élémentaires.

XV. MOYENS MIS A LA DISPOSITION DES ENFANTS INSTABLES

LA DISCUSSION révéla les besoins suivants.

(1) Une meilleure élaboration du plan dans tout le domaine des

soins et des traitements accordés à l'enfant instable est jugée nécessaire.

(2) Une enquête plus complète faite dans les services communautaires fut autorisée afin d'assurer que ceux qui sont engagés présentement dans ce domaine soient employés le plus utilement possible, et pour étudier si d'autres pourraient être réorientés afin de donner une aide spécialisée.

(3) Il est nécessaire d'intensifier la recherche.

(4) De meilleurs services de diagnostic engendreraient un meilleur plan de traitement.

(5) L'établissement d'un bureau de coordination des services serait de grande valeur.

XVI. LES MERES TRAVAILLANT A L'EXTERIEUR DU FOYER

LES POINTS SUIVANTS furent soulevés au comité chargé de discuter de la répercussion sur les enfants de l'emploi des mères en dehors du foyer.

(1) Aucune généralisation n'est vraie pour tous les enfants ni pour toutes les mères.

(2) Beaucoup de suppositions généralisées et d'opinions librement exprimées au sujet des mères qui se rendent à l'ouvrage à l'extérieur et de leurs enfants demeurent non vérifiées et sans fondement devant l'évidence objective.

(3) De nombreux facteurs, autres que l'économique, influencent le travail des mères et les portent à prendre de l'emploi en dehors de la maison. Quelques-unes pensent que le travail à l'extérieur enrichit tellement leur vie qu'elles sont capables de remplir leur rôle de « parent » mieux que si elles restaient toujours au foyer.

(4) Il faut élever à un plus haut statut de considération les soins du ménage ainsi que l'attention à donner aux enfants. Il ne devrait pas être nécessaire à une femme de sentir que c'est seulement en travaillant à l'extérieur qu'elle comblera le besoin qu'elle a de fournir une contribution sociale appréciée par la société.

(5) On juge nécessaire d'entreprendre une vaste recherche sur ce problème. Cette recherche devrait embrasser, non seulement la mère « qui travaille » mais aussi celle qui est retenue hors de son foyer par d'autres raisons telles que des activités sociales ou d'organisations et de travail de comités.

(6) On devrait aussi commencer à examiner l'effet du fardeau croissant que doivent porter les mères des jeunes enfants par manque d'aide domestique, par le mouvement des familles et le reste.

XVII. LES LOISIRS

AU MOMENT où le congrès eut lieu, cette étude, qui avait été entreprise avec la collaboration de l'Association de la Planification communautaire du Canada n'était pas complète. Un rapport temporaire fut soumis à l'étude mais ne se prêtait pas à la discussion. Nous espérons que le rapport définitif sera présenté vers le mois de juin 1961.

GROUP SESSIONS: SUMMARIES

SEANCES DES GROUPES: RESUMES

CHAIRMAN'S REMARKS

Samuel R. Laycock, Ph.D.
DEAN EMERITUS OF EDUCATION
UNIVERSITY OF SASKATCHEWAN

ALTHOUGH MANY PEOPLE can lay claim to being the parent of this Conference, I think I can fairly think of myself as its grandfather. The first documented origin of this Conference is to be found in the minutes of a March executive meeting in 1950 of the Canadian Home and School and Parent-Teacher Federation, and in the report of a committee of that body submitted to its Annual Meeting in Toronto in May, 1950. With both meetings I had the privilege of being actively associated.

From the first, this Conference was conceived as an information-sharing experience on the part of the various disciplines concerned with children. I think you will agree with me that the amount of active and practical goodwill and co-operation exhibited by the various professional, religious, racial, and regional groups has been outstanding at this Conference. Good counselling has sometimes been referred to as consisting of three steps: first, acceptance; second, understanding; and third, communication. Our Conference has also followed this pattern. There has been acceptance, understanding, and communication on the part of the various groups.

Because this Conference is made up of individuals from various disciplines, its time has been taken up with seeking out major areas of interest and concern, as well as discovering gaps in provision for the full development of children. Although many methods of remedying the lack of adequate facilities and services have been discussed, the three wise men who will summarize the Conference for us will not attempt to deal with recommendations or their implementation – these represent a challenge to voluntary and government agencies. However, the business session, following the Conference, will have to consider how to facilitate the implementation of the findings of the Conference.

The Early Years

MURRAY G. ROSS, Ed.D.

President, York University

BEFORE I DISCUSS some of the details of the reports with which we are now concerned, may I comment on two rather general issues which, while not articulated quite in the terms which I will use, underlie none the less a good deal of what was said throughout the sessions of this Conference.

The first is the assumption of the Conference that the potentialities of all children, regardless of the nature or quality of their potentiality, must be developed to the fullest extent. It is one thing, I believe, for a parent to want to help his crippled or handicapped child, to give him every opportunity, and to assist his development on equal terms with a normal brother or sister, but I think it is something quite different for a society to say, as we have said here, that *all* children in that society must be treated as parents would treat their own children. What we have been saying is that in our society, all children must have love and care and opportunity to develop. This, I think, is a very important value assumption we make.

In effect we are saying that the process of civilization which has gradually eliminated many problems such as child labour and has improved the opportunities for all children must be continued. Progress in humanizing our society must proceed in order to eliminate as far as possible those areas wherein child care is deficient. It is important for us to recognize that we are assuring that this process must continue and that *all* children must be allowed to develop their full potential. It is a value judgment and a commitment of first importance. It has been expressed in a wide variety of ways at this Conference and I can mention but one or two of these specifically. One way in which some of our groups expressed it was to point out that Canada has a high infant mortality rate. Indeed, that in spite of our relatively high standard of living at the present time, we are twelfth among nations in this respect. It was pointed out that we tend to provide fairly adequate care for infants, through well-baby clinics, from birth to one year of age, but that there is far less attention given to pre-natal care, or to the child between its first and its sixth birthday. The opinion was expressed in many ways, and quite frequently, that we fail to face many of the problems and abnormalities which, if they were dealt with in the child's early years, would alleviate, if not eliminate, problems in later life. We seem to spend considerable sums of money for the school child, but are neglectful of the young child whose development within our society we tend to believe is critical to his and to our future.

So there are many inconsistencies in what we say and do. Our assumption is that we must see that all children receive equal opportunity to develop. But, when we look at the situation, we realize that there are great gaps in the services offered to children. Even though there is the disposition on our part to eliminate those gaps we have not been very realistic about how the remedies might be applied. We tend to say frequently that we need x dollars for retarded children, or y dollars for pre-natal education, or z dollars for infant medical care, and so on. If we thought about the problem at all, we would realize that what is required is not small sums for individual services, but a really major re-alignment of spending practices, consistent with our values and beliefs. I get weary of suggesting that I, personally, think that the Soviet Union and the Peoples' Republic of China are already doing more than we are, so let me repeat, as clearly as I can, some comments made by Walter Lippmann on the radio the other night. When someone asked him why he felt the Soviet Union was making such great strides, and why he felt they were advancing beyond developments in the United States, Mr. Lippmann said approximately this. The gross national product in the United States has been growing in recent years at the rate of about fifty billion dollars a year, and in the Soviet Union at about twelve billions a year. In gross terms the United States, of course, is ahead, but the pace of development is much faster in the Soviet Union. What is of critical importance, he said, is that the Soviets take at least half of the gross national product and re-invest it in what Galbraith calls the "public sector" of life. They re-invest it in education, in reforestation, in health, in research, and in things of this kind — an investment policy which later will pay great dividends. As one looks ahead, said Mr. Lippmann, one can see not only the faster pace in the Soviet Union but a policy of investment which is going to yield tremendous returns. If we believe our own human resources are important and must be developed, as this Conference suggests they are, we have to press not for a few thousand or a few million dollars for child care, but for a radical change in the amounts of money assigned to the "public sectors" of our life.

A second general point which seemed to emerge in our discussions was that most of us know very little about the individual, how he grows and how his personality is formed. After this Conference at least we will recognize that we know less than we thought we did. Of course, that in itself is useful knowledge.

A few weeks ago, a colleague from Harvard sent a document to me outlining the proceedings of a meeting of a psychoanalytical society. This report contained a paper written by my colleague on the development of children in the Kibbutz in Israel, and the paper was followed by a verbatim account of the subsequent discussion among the analysts. Before going on let me divert from this account to say that the children of the Kibbutz are taken from their parents somewhere between the age of three months and a year and are raised in homes for children located in the villages. While the children visit back and forth with their parents, essentially they are raised in a children's home by workers and not by parents. In his paper, my colleague reported that in the early years he found greater evidence of what we would call problems — bed-wetting, nail biting, and things like that — but that in the years after adolescence these same children seemed to be more mature and better adjusted than our own children are. In the discussion which followed the paper (which I have summarized in a sentence, unfairly I am sure), one of the analysts said: "but this is contrary to everything that we've said about child development . . . that children should be raised in the home . . . you are saying that children raised in the children's homes seem to be better adjusted, more mature children than our own!" And the discussion went on in this manner with considerable disturbance evident. Finally, one analyst said: "well, perhaps we have to admit that we just do not know . . ." I was interested to note that a group of analysts would, at this point in their history, agree with such a statement. But it is true, I think, to say that many of us here, during the last few days, have begun to realize that, with respect to many problems of human development, "we just do not know."

One of the problems that confronts us, both as individuals and as professional people, is that we find it difficult to live with uncertainty. We want the security of certainty — of knowing precisely how children do grow. And what I fear happens frequently is that we set up an hypothesis in respect to some problem of human development and, failing the time or the energy or the resources to test the hypothesis, we begin to accept the hypothesis itself as proven fact; and before we realize it we have turned the hypothesis into dogma. Many of the professions represented here are full of such dogmas. I think almost anyone would say that professions (other than their own!) have convictions based on untested knowledge. It is not easy to admit one's own profession may be burdened with such views. One of the values of this Conference is that some of the dogmas held by various professional groups have been questioned. There was, in our groups at least, a real desire to sift fact from fancy, to try to identify a common basis of information and knowledge about the development of children. I think, as someone suggested, that whatever else we have done we have done this well. We have broken down some of the walls that separate the various professions.

Let me now summarize briefly several points raised by our groups in respect of children — in the home, in the school, in the community, in community institutions and agencies, and then a few comments on research.

THE HOME

In respect of the home let me quote directly from the report of one of our groups. The report says the group is "concerned that this Conference affirm the family as the basic unit of society . . . the place where the child gains his sense of identity, his concept of others, his standards of value, and his strength to meet the challenge of the changing world about him. That this Conference affirm that no service must exist in care, treatment or teaching of parent and/or child which undermines or threatens in any way the status and privacy of the family and the rights of the parents and of the child." This emphasis on the family and the importance of the home as the basic *milieu* in which the child grows was accepted throughout, I think, all our groups. The feeling was that the church and the school and other agencies should do whatever they could to support and reinforce the home, but that they should not seek to take over at any point the functions of the home. This, then, was a major trend of the discussion in respect of the home.

There was another trend that provided almost a dichotomy in this respect as people kept saying that on the whole we tend to idealize a home life which is characterized by the close and intimate life of the farm of several decades ago. This ideal tends to persist in our society and people are beginning to suggest that life has changed, and changed radically; that we now live in great cities of flats and apartments; that many mothers work; that a large proportion of the parents' time is spent outside the family; that there are many broken homes; that there are many immigrants; that our cities are heterogeneous in character; in short, that the family is not the family of half a century ago. While we talked about the need to protect the privacy of the home we recognized at the same time that the home today requires more thought and attention from the community than heretofore. So you have these two rather contrary trends emerging in the discussions; one reaffirming the importance of the family, and the other suggesting that there are changes in our society which impinge upon the family and are making it a different kind of institution than it was before.

The School

In respect to the early years, the minimum agreement in our group, I think, was, and I quote here, "universal pre-grade education available to all." But there was not agreement that there should be compulsory attendance at kindergarten, let alone at nursery school. While it was agreed that nursery and other pre-school experience is useful and should be available to all, we found that there were wide divergencies and discrepancies across Canada in this respect. Obviously, here again attitudes are changing as the respective roles of the home and the school change. The kind of adaptation the child must make, the kind of learning he requires, together with the changing nature of the home, favour the availability of pre-school experience in the future. But if this development occurs, there are many problems to be met and these were pointed out clearly by our group, not merely in terms of the facilities for pre-school education, but in terms of the necessary provision for individual differences in children. Someone in the group pointed out that we have uniform school entrance standards everywhere which do not take cognizance of the great differences of children even at that age. The need, therefore, is for some flexibility in planning to meet the requirements of different children. More especially there is need for many more trained workers in the field of pre-school education. Of course, this, in turn, presupposes the necessity for institutions in which such workers might be trained and of which there is a scarcity in Canada.

The Community

There are a wide variety of items that should be mentioned here, and I must pass over many of them very quickly. One, of course, is that our communities, on the whole, are served very unevenly. I have already mentioned nursery schools. The same could be said of other services that are highly developed in some communities and very inadequately so in others; for example, the very poor services offered to Indians and Eskimos.

A second problem in this respect is what I call the class and age "ghettos" that have been created by our urban planners. Today's planners develop a community which represents a way of life into which we must fit, a community where you can have two children but not more because there are no homes in the community with more than two bedrooms. Nor are there homes or space for grandmothers or grandfathers. These are out of date as far as most planners are concerned. A kind of life-character has been imposed upon us by the city planner. You all know examples of the problems of those suburbs where all the parents are approximately the same age. You know, too, the problems of blighted areas in our community — those highly congested areas where there is very poor housing and which tend to be used as transitional areas by immigrant groups as they come into the country and begin to adjust and adapt.

At this point, more perhaps than any other, our knowledge and our practice are widely separated. I do not know how many decades ago it was that Shaw did his study of delinquent areas in Chicago, but surely we all know that there are certain areas in the community where, year after year, generation after generation, regardless of what group lives in the area, there are extremely high delinquency rates and many other indices of poor social health. This is always the situation in those areas. Indeed, I was talking to a judge recently who said he was beginning to question whether he could sentence a boy who came from such an area, because he could not say whether or not the boy could have been other than he was — that is, other than a delinquent — when for a hundred years the area had a very high delinquency rate. In any case, we know that such areas exist and that they produce at least half the problems with which we are concerned in our communities. Yet we talk as if we did not know this — did not know that there are areas which require special treatment.

There is also the impact of community attitudes and practices on the individual in the kind of world in which we live. The beginning of the recognition of this is that the child is, at least in part, a product of his environment. It is doubtful if we quite realize what some of the attitudes, folkways, and mores the child picks up in his community do to him, in light of the present world situation. Consider a moment the community that is rampant with anti-semitism. In this community what

is important in the development of the child? Is the development of
library services, or some such project, or is it the total environment in
which he lives and the attitudes and behaviour patterns he is
picking up?

Then, too, there arises the question of the values and the challenges
which a community provides. Somebody has already suggested that in
the Soviet Union and in China the people do have a social purpose.
This, in turn, provides for some individuals, a sense of identity, the
life-goal which they need. There is a feeling that there is a lack of
such social purpose in our communities, and that we must face the
problem of determining the kind of values and challanges we offer to
our own children.

THE COMMUNITY, INSTITUTIONS AND AGENCIES

There was a feeling that many of these are unilateral services, often
concerned only with a specific problem — be it blindness, or hospitali-
zation, or school — when it is really the whole child, or the whole
family, that is involved. Bradley Buell has pointed out very clearly in
his study (and we do not seem to have picked it up) that there are
multiple-problem families that require the co-operative services of
many agencies. Indeed, he talks about the well-worn path to the homes
of these multiple-problem families, a path worn down by the many
social and health workers moving to and from that home, often meeting each other on the way there but never speaking to each other
about the problem they have in common.

These multiple-problem families merely highlight the need that was
expressed by many of our groups for more effective planning and co-
ordination of the services that now exist, more awareness of other
services, more co-operation in respect of certain problems in the
community.

RESEARCH

Everyone is "for" research. But I do not believe that anyone will
question that there is considerable confusion about it. This is illustrated, at least in part, by the fact that everyone says: "but there is no
research going on!" And then begins to talk about what *is* going on
and very few people know much about it.

The feeling seemed to emerge in our group discussions that we need,
in Canada, a very careful appraisal of what research in respect of
children is being carried on, and which are the problems that need to

be researched. In short, we need a comprehensive outline of the problems that exist and what should be done about them, the research resources, and estimates of costs.

It was pointed out that the Queen Elizabeth Fund represents an unquestionable advance of great importance, but that it is closely tied, we have been led to understand, to "children's diseases," and probably accentuates the present unbalanced distribution of research funds in Canada. A comparable fund, therefore, is required in Canada to support research in other fields. The Queen Elizabeth Fund should have the blessing of all, but there are many problems which will not be studied by the people who receive grants from that Fund. We need a comparable fund to deal with problems of social development, of education, and of the community. And we, I think, are sophisticated enough to know that the results will not be secured quickly or readily, in terms of the kind of complex problems we have identified here; we know that large amounts of money, over a long period of time, are required. I think it is foolish for us to say we cannot afford it. It is a question of what values we wish to support with our cash, and which we wish to serve merely with platitudes.

Finally, the need for a clearing-house for the exchange of information was indicated. The Children's Bureau of Washington was suggested as a useful guide, although it was not suggested that this should be the pattern for Canada. However, the need was obvious for a central office to which enquiries might be directed, and from which information might flow regularly across the country. While no specific recommendation is made here, it was clear that such a development would be welcome.

I have expressed, I hope, the general feeling of the groups for which I have served as chairman — although individual members may find some difficulty in identifying what they said with what I have said! But perhaps this is the inevitable result of sifting through a single person the collective opinions of any large group of people.

The Middle Years

MONSIGNOR IRENEE LUSSIER, P.D.

Rector, University of Montreal

FROM THE DATA of which we have all taken note, I derive two basic affirmations, and these apply with equal validity to the three educational agencies that have studied our problems with us: the home, the school, and society. One of these affirmations lies in the domain of theory, the other in that of practice.

The first is this. Early childhood, due largely to Freud's research, has been amply studied. Adolescence, by reason of its rich complexity, is a field which has likewise been widely explored. But the period of childhood, which is the concern of the group on whose behalf I am now reporting, has been neglected, at least in its normal aspects. There is, then, a great need for scientific research on this age in its normal aspect, aimed at knowing it more thoroughly and at knowing therefore what may reasonably be required of it.

And my second general affirmation is the following. At one time or another, several specialists have to deal with children of this age; these specialists should be mutually enlightening. For it is up to them, and not to the parents and teachers, to resolve the seeming contradictions in their respective recommendations; in other words, there is considerable need for co-ordination in the work of specialists.

THE HOME

From the point of view of children, what are the concerns of the home and what is our concern with it? Regarding this subject I have three statements to make. The age with which we are dealing is identified and characterized as the "school" age. On account of the risk of unconcern on the part of parents and of the risk of monopoly on the part of the school, in adjusting the relative responsibility of home and school, the principle must be affirmed and emphasized, that *the family ever remains primarily responsible* for the education of the child. To acquit itself of this responsibility, the family requires much help, and, in normal conditions, the most important help it receives is that of the school, which however remains only a help.

Secondly, the home, the primary responsible agency, must be well aware of the importance of the period of childhood in the development, of good habits. In this development, the child himself, under the guidance of his parents and teachers, is the principal agent of his own formation.

At home, the child's principal apprenticeship is that of family life. This experience should not be one of submitting to an authority that reduces to subjection, but rather one of encountering the help of enlightened experience which guides him and teaches him to judge and to decide. As for school, the child has reached the age of assuming personal responsibility and it is this capacity that is to be educated. To this end, the child should be called upon to contribute actively to family life, should be called upon, as far as possible, to share in decisions that affect the whole family. This initiation into life with its responsibilities, this trial of personal decision, of sharing in the orientation of the family group and in the acceptation of duly calculated risks involved, all this is training in liberty and it affords practice of the first of the moral virtues — prudence. This virtue places the stamp of intelligence upon our actions; it is the virtue of the courageous who face risks with complete awareness. This aspect of the child's education at home, his sharing in family decisions, should be placed before parents as an objective of capital importance in the discharge of their obligations as heads of families.

Thirdly, specialists in numerous fields bring to parents the invaluable, the necessary help of their respective sciences. Their assertions and their recommendations are often baffling, and when wrongly interpreted, simply sow confusion. Hence the need for restoring to parents a feeling of self-confidence and security in face of the task they are to accomplish by reminding them:

(1) that the love that the child feels, his sense of "belonging" and of security, are worth more than all the books on psychology and can redress many a blunder;

(2) that care must be taken not to apply to normal children what is prescribed for abnormal, nor to transpose to a given social *milieu* what is intended specifically for another;

(3) and finally, that in a complex world such as ours, which is in constant and rapid movement, there should be no reluctance to follow

new and different ways when these are counselled from reliable sources, even if these new ways do not recall parents' own childhood training.

THE SCHOOL

We feel the need of supporting the statement of the most experienced educators that the school has the responsibility of the *whole* child. Please note, not the whole responsibility, for that, on the contrary, as I have just said, belongs first to the parents; but I repeat, responsibility for the whole child. For the school, the presence of the child does not merely mean a memory to be stored with knowledge; nor is the child a species of disembodied mind to which it suffices to impart certain mental habits. The child is an incarnate spirit — both words are significant, for they express what is meant by a human person. As such the child has to cope with his own physical development and with all the problems of health and hygiene that it involves. He has likewise to cope with his own emotive development and with its strain of frustrations and compensations; hence the need of mental hygiene at school. Further, the child is at the age of social development. His world is enlarging and he undergoes the influence of this expanding community. He has thus to serve an apprenticeship in good manners, in respect for others, and in self-control in view of living in society.

This child, as an embodied spirit, comes to school with his own physiognomy, his own aptitudes, his own preference, indeed, so original a being is he that he has never had, and will never have, a duplicate. It is in view of these several factors — physical development, emotive development, and social development — that we affirm that the school is responsible for the whole child.

Two corollaries derive from this conclusion: the first is that in order to provide for the whole child the school requires the professional services of various specialists who, as far as possible, should be brought to participate in the life of the school. Secondly, in order to draw from each and every child the maximum of the promise he carries within himself, the school should never be self-satisfied but should aim at constant improvement. In and through its teachers, the school should present an environment that favours life and growth, that stimulates the desire to learn, that arouses wholesome curiosity, that encourages initiative, that appeals to individual interest and requires its manifestation, and that rejoices in the discovery and the development of personal aptitudes. The worst reproach from which the school must defend itself is that of extinguishing enthusiasm and spontaneity, of preventing the original expression of what each pupil bears in himself.

A second point follows naturally from the first. In view of the responsibility of the school which has been mentioned, teaching personnel should be given adequate professional formation. And here a distinction must be drawn between "instructor" and "educator."

The tricks and devices of methodology are not sufficient to form an educator. For the educator must be concerned with the whole child and with its human personality which is complex. Time, therefore, must be taken to render teaching personnel capable of their complex charge, and that cannot be done in a single year. All mechanization of their task is a betrayal — their work is not to cast in rigid moulds, their aim is neither mass production nor levelling to mediocrity. Rather, are educators the gardeners of humanity, intent on discovering and bringing to flower the generations of Mozarts who pass through their hands.

Therefore, teaching personnel must be rendered capable of co-operating with specialists. We do not claim that teachers must be specialists in everything, but that they should be capable of working with specialists, that they should be trained to detect genuine symptoms with a view to referring to the appropriate specialists such children as require their intervention. The teacher should join forces with the specialists; he must therefore be admitted to their team.

Finally, the teacher should, as far as possible, be able to deal with the handicapped children who come his way. His great desire should be to integrate, as far as may be, the school life of the handicapped with the general life of the school. On this particular point the group that studied the school age child fully concurs in the report presented by the group that studied exceptional children, and among these, the handicapped.

SOCIETY

At the age which we are considering, the society in which the child lives and moves is expanding. This society which he is entering should be so organized that he will feel that he is appreciated, that he is respected as a human person and not considered a nuisance (here I concur in what was just said about housing), not a nuisance because he wants to play about the house or because he is wanting in foresight, for if he were otherwise he would not be a child. He should feel that he is being treated as a human being, not as a mere thing, a number; for he may think that later on another will have the same number and as that other one will not be he it is the number people are concerned with and not with him. The child has a name, he belongs to a family. This name, this family, designate him in his own original personality and it is in terms of this personality that he should be treated. This applies to the social *milieu* as it applies to the school. All this takes time. In clinics it is easier to deal with numbers (I am not reproaching clinics — I am speaking quite generally). It is, then, easier, as I say, to deal with numbers than to deal with human beings whom one has sought to know in depth, as far as possible, and which takes much time. But I claim time should be taken to be human oneself. And in practising respect for the human person there are adaptations that are difficult both for those who accost newcomers and for the newcomers themselves, especially when they are immigrants or strangers.

Society should be human and receive them as human beings. Thus the child entering the world of adults should discover that adults have a heart and that they respect the sentiments and the problems of even the childhood of other human persons. In other words, penetrating his social environment should for the child be an entry into a world of human beings and not into one of meanness and selfishness.

This is our first affirmation which is neatly summed up in the phrase: the need of humanizing the environment.

Our second affirmation likewise concurs in a statement already enunciated. In the social environment which he is entering, the child should discover and absorb the cult of certain eminent values and thus learn to establish a hierarchy in his own. To render this possible, there must be a code of values, a code erected upon solid bases and, further, the attitudes of the adults with whom the child comes into contact, must be consonant with that code. The child should not be subjected to the sight, so frequent in adult life, of the discrepancy between what we say and what we do. Nor should he have to suffer the conflict between the scale of values we are trying to teach him and the frequently opposing claims and solicitations of the multiple forms of publicity to which he lies open.

We tell him that he should have sentiments of honour and of honesty, a love of truth and a sense of duty, and he is introduced into a society where reign the worship of money and the passion of pleasure-seeking, a society that reserves its applause for the successes of unscrupulous ambition, achieved at any cost, in a world given over to trickery and cheating.

We try to teach him respect, respect for himself, for his family, for his country and its history, and for God and authority. But in contrast to such teaching he cannot fail to observe that, more frequently than not, authority, both religious and civil, is subject to disparaging criticism. He sees laws constantly violated and often with open pride and complacency; what, for instance, do children learn in connection with income tax declarations and returns, what but contempt and evasion of authority and justice?

May I add a quite personal reflection in this matter? I think there is nothing worse in society than to denigrate the administration of justice before young children. What can they conclude from such criticism but that if people cannot depend upon justice being rendered, the only recourse is to violence? On this particular point of the need of a code of values and of conforming our adult attitudes thereto, I believe (this is a personal surmise) that the group that studied and reported on the social environment, a group representing about a third of this assembly, would be prepared to endorse the report of Group Seven on the spiritual needs of children. In any case, permit me to re-read their statement for I find that it embodies a great deal of wisdom.

To return now to what I was saying before. I repeat our first affirmation, that the environment must be humanized. Our second affirmation is that the child must encounter, in the adult world he is entering, established respect for certain values, embodied in a code, and that he should further discover that the adult attitudes of everyday life give proof of respect for these values. And a third affirmation — the social *milieu* should be conscientiously aware of both its own deficiencies and its own possibilities.

The organizations that we still lack are not so numerous, though some may be improved or extended. Have we the type of summer camps that we need? Appropriate recreational facilities; a satisfactory organization of our increasing leisure time? Have we all the psychological and psychiatric clinics that we need, and more particularly, in districts at some distance from our greater urban centres? Another weakness must be noted. Existing organizations lack the personnel they require and their recruitment is inadequate — a dangerous state of affairs. Thus we must do all we can to bring young people to enter these professional fields, by enhancing their social status and by supporting the assurance of social consideration by corresponding remuneration. Still another weakness is the lack or inadequacy of co-ordination; existing institutions must be so co-ordinated as to attain to effective team work.

As to possible developments, at least one has been mentioned. The social *milieu* has not sufficiently exploited the profitable potentialities of television. We have limited ourselves to criticism but have contributed little that is positive. It is gratifying to note that those who are in charge of this specialized field of education seek our co-operation, and have the sole aim of producing good. If a positive contribution on our part is not forthcoming they would be quite justified in casting back at us the stones we first ventured to cast at them.

Such are the anxieties and apprehensions as well as the desires of the group that has studied the child at its school age. We hope that our considerations and our recommendations will be accepted by the general assembly of this Conference.

The Transition Years

NORMAN A. M. MacKENZIE, LL.D.

President, University of British Columbia

MY TERMS OF REFERENCE have to do with the group in the years of transition. I was not told what the ages were but I suggest they are somewhere between twelve and thirteen and seventeen and eighteen. I have just two comments about all of this.

The first is that I have had the impression that this group is the most difficult to provide for of the three groups with which we have been dealing, and perhaps for that reason we have done less for them and about them. I think the reason for this is very largely because they are no longer children in the full sense of that term. We more or less think we know how to deal with children and have a degree of control over them. That is not true of adolescence. Adolescents are beginning to insist upon their own rights and privileges. They have their own points of view as individuals. It is far more difficult for those of us who are adults to deal with them than with children.

The other thing that I gathered from the discussions, and have felt of this group myself, is that they are in a sense "a lost section" of our society. They have a feeling that they have no particular place in it, and that society has no particular need of them. I think this is basic to many of the difficulties, misunderstandings, and problems that concern us in respect of this group. The problem of giving them a sense of participation, of belonging, of being needed, and of being valuable and important, is perhaps the greatest problem in respect of this group that all of us have. How this can be done in our society in its present state is a matter for much discussion and consideration, and will be very difficult to provide for in a satisfactory manner.

I think it is not as true of those of this age group in the universities, because those who are in the university and who are reasonably good students — that is, those we allow to remain in the universities — tend to achieve a sense of purpose in their studies as preparation for their life and careers on graduation. They also feel a sense of participation in something that is important. I gather that in our society, in the future, there will be increasing numbers of these boys and girls, young adolescents, in the ages twelve to eighteen, or thereabouts, for whom education will be — and rightly so — the major concern, interest, and activity. Unless we somehow or other can give to them a sense of the importance of education, and give to them a feeling that through their continuing education they are sharing with the rest of us in the total life of the community, they will continue to be the lost segment of our society.

Perhaps I could just add in this connection that the group dealing with this section of young people expressed a very strong opinion that as more and more of these young people are almost certain to continue to be in school for longer periods, and as they differ very much individually from each other and as groups, we should provide a much greater variety of educational opportunities at these levels than we now do. The contribution made by the teacher is of such importance that we should strive to engage the very best human beings we can find as teachers and to give them the very best training and education of a general and humane kind, and of a professional kind, so that they will be equipped as intelligent, informed, educated, mature human beings to deal with the needs and the interests and the developing personalities of the young people under their charge. Because no one individual can cover the whole field, as both Dr. Ross and Monsignor Lussier have already pointed out, it is essential and of great value to have a variety of specialists, never allowing the specialists, however, to take over the responsible concerns of the teacher himself, for the general as well as the intellectual and educational well-being of the students.

Now just one other thing that has already been mentioned by both the other speakers, which I gather was a matter of very great interest and concern, as it well should be, to all the groups, and that is this business of "values." It was apparent in all the sub-groups in the transition years that there should be, if possible, agreement upon the values to be presented to our young people as being important; something they should strive for and hope to achieve. These should not be presented in words, but far more important by the examples we set in our own lives. You all know young people are smart. They are not easily fooled and if they are told they should do one thing and the example the person telling them sets is something else, they naturally are inclined to become cynics and consider adults to be hypocrites — and that is what we deserve. This matter of values in our society is a peculiarly and particularly difficult one because of the changes that are taking place. From an older pioneering rural society, the development is into an industrialized urbanized one where the impact of the scientific development is accelerating the degree of change. In this *milieu* arriving at values of some continuing acceptability and importance, is not an easy task. I was glad that Monsignor Lussier read the conclusion from one of the project groups that had to do with spiritual values. This seems to me to point the direction the effort of some of us at least, should make. Not only to take this question seriously — we all know it is a serious one — but to do something about it, for ourselves, for our society, and for our youth.

ALLOCUTION DU PRESIDENT

Samuel R. Laycock, Ph.D.

DOYEN (EMERITUS), FACULTE DE PEDAGOGIE,
UNIVERSITE DE LA SASKATCHEWAN

BIEN QUE BEAUCOUP DE PERSONNES puissent réclamer la paternité de
cette Conférence, je crois que je puis me considérer à juste titre comme
son grand-père. La première allusion à cette Conférence se trouve
dans les minutes d'une réunion de l'exécutif, tenue en mars 1950, de
la Fédération des Parents et Maîtres et des Foyers-Ecoles ainsi que
dans le rapport d'un comité de cette association présenté à sa réunion
annuelle en mai 1950. J'ai eu le privilège de travailler activement
comme participant à ces deux réunions.

Dès le début, on eut l'idée de concevoir cette Conférence comme un
échange de renseignements de la part des diverses disciplines intéressées aux enfants. Vous admettrez avec moi, je pense, que le dévouement et la bonne volonté pratique ainsi que la collaboration dont ont
fait preuve les divers groupes professionnels, religieux, raciaux et
régionaux ont été remarquables à cette Conférence. On a parfois
entendu dire que la bonne orientation comprend trois étapes : tout
d'abord, la réception; en second lieu, la compréhension; et troisièmement, la communication. Notre Conférence a aussi suivi ce modèle. Il
y a eu réception, compréhension et communication de la part de divers
groupes.

Parce que cette Conférence est constituée de personnes provenant
de divers champs d'activités, il a fallu consacrer du temps à la recherche des questions d'un intérêt et d'un souci majeurs, ainsi qu'à
découvrir les brèches à combler en vue du développement complet
des enfants. Bien que de nombreuses méthodes propres à rémédier au
manque de moyens et de services aient été discutées, les trois distin-
gués personnages qui nous feront l'évaluation des travaux de la Conférence n'essaieront pas de faire des recommandations pour leur mise
à exécution; ceci est laissé à la responsabilité des agences volontaires
et du gouvernement. Cependant, la réunion administrative qui suivra
la Conférence, devra étudier les moyens de faciliter l'application des
résultats de recherches faites au cours de la Conférence.

Le Jeune Age

MURRAY G. ROSS, Ed.D.

Président de l'Université York

AVANT QUE JE PROPOSE à votre considération certaines idées suggérées par les rapports qui nous occupent en ce moment, me serait-il permis de faire quelques réflexions sur deux questions plutôt générales lesquelles, bien que pas reliées très intimement à ce que je vais dire, soulignent néanmoins dans une assez large mesure ce qui a été affirmé au cours des réunions de ce congrès.

La première est la supposition acceptée par le congrès à l'effet que les resources de tous les enfants, quelles que soient la nature et la qualité de ces virtualités, doivent être développées au plus haut point. C'est une chose louable, je crois, pour un parent de vouloir aider son enfant handicapé ou paralysé, de lui donner toutes les chances et d'aider son développement sur un pied d'égalité avec son frère ou sa sœur normaux; mais, je pense que c'est une toute autre question pour une société que de dire, comme nous l'avons entendu ici, que tous les enfants de cette société doivent être traités comme des parents traiteraient leurs propres enfants. Ce que nous avons dit c'est que, dans notre société, tous les enfants doivent être les objets de l'affection, recevoir les bons soins et avoir toutes les occasions possibles de se développer. Ceci, je crois, est une affirmation de haute portée que nous faisons.

En effet, nous disons que la marche de la civilisation, qui a déjà éliminé de nombreux problèmes tels que ceux de l'embauchage des enfants, et qui a amélioré les chances de développement pour tous les enfants, doit se continuer. Le progrès dans l'humanisation de notre société doit s'accomplir de façon à éliminer autant que possible ces causes qui rendent défectueux le soin donné aux enfants. Il est important que nous ne cessions d'affirmer que ce procédé doit continuer pour que tous les enfants puissent se développer selon leurs capacités. C'est un jugement de valeur et un engagement de première importance, exprimé de nombreuses manières durant ce congrès, et je ne puis en mentionner qu'une ou deux de façon spécifique. Nos divers groupes d'études ont d'abord déclaré que le Canada a un taux fort élevé de mortalité infantile. En dépit de notre standard de vie élevé en ce moment, il faut admettre que nous occupons le douzième rang parmi les nations à ce point de vue. On a fait ressortir que nous tendons à procurer des soins assez adéquats aux enfants, par l'entremise des cliniques de bien-être pour bébés, depuis la naissance jusqu'à l'âge d'un an, mais qu'on donne beaucoup moins d'attention aux soins antérieurs à la naissance ou à l'enfant entre sa première et sa sixième année. On a émis sous diverses manières et très souvent l'opinion que nous négligeons de faire face à des problèmes d'anormalités qui, s'ils étaient traités dans les jeunes années de l'enfant, allégeraient, s'ils ne les éliminaient pas, des problèmes ultérieurs. Il semble que nous dépensons des sommes d'argent considérables au profit de l'écolier, mais nous négligeons le jeune enfant dont le développement au sein de la société, nous avons tendance à le croire, est critique pour lui et pour l'avenir de notre pays.

Par conséquent, il existe un grand nombre d'inconséquences dans ce que nous disons et ce que nous faisons. Nous prétendons que nous devons nous appliquer à procurer à tous les enfants des chances égales de développement, mais, lorsque nous examinons la situation, nous réalisons qu'il existe de larges brèches dans les services offerts aux enfants. Bien que nous soyons disposés à éliminer ces brèches, nous n'avons pas été bien pratiques quant à la manière d'y appliquer remède. Nous sommes enclins à dire fréquemment que nous avons besoin de X dollars pour les enfants arriérés, ou Y dollars pour l'éducation prénatale, ou Z dollars pour les soins médicaux des bébés et ainsi de suite. Si nous pensions le moindrement au problème, nous réaliserions que ce qui est requis n'est pas une somme minime pour des services individuels, mais un réajustement des dépenses qui va de pair avec nos valeurs et nos croyances. Je suis fatigué de répéter que, pour ma part, je crois que l'Union soviétique et la République des Peuples de Chine font déjà plus que nous. Ainsi donc, permettez-moi de répéter avec toute la clarté dont je suis capable, quelques remarques faites par Walter Lippmann à la radio, l'autre soir. Lorsqu'on lui demandait pourquoi il croyait que l'Union soviétique faisait de si grands progrès, et pourquoi il croyait qu'ils dépassaient ceux des Etats-Unis, M. Lippmann dit en substance à peu près ceci. La production nationale brute des Etats-Unis a augmenté ces dernières années dans la proportion d'environ cinquante billions de dollars par an, et dans l'Union soviétique d'environ douze billions par an. Apparemment les Etats-Unis sont en avance, mais le rythme du développement est beaucoup plus rapide dans l'Union soviétique. Ce qui est d'importance critique, dit-il, c'est que les Soviets prennent au moins la moitié de la production nationale brute et la réinvestissent dans ce que Galbraith appelle le « secteur public » de la vie. Ils le réinvestissent dans l'éducation, le reboisement, la santé, la recherche et dans des choses de cette sorte — politique de placement qui plus tard paiera de gros dividendes. Si l'on jette un regard en avant, dit M. Lippmann, on peut voir non seulement le rythme plus rapide qui existe dans l'Union soviétique, mais une politique de placement qui rapportera de fantastiques profits. Si nous croyons que nos ressources humaines sont importantes et valent la peine d'être développées, comme le suggère ce congrès, nous devons faire instance, non pas pour obtenir quelques milliers ou quelques millions de dollars consacrés au soin de l'enfant, mais pour un changement radical dans les allocations d'argent attribuées au « secteur public » de notre vie.

Une seconde remarque générale qui a semblé émerger de nos discussions a été que la plupart d'entre nous connaissions très peu la nature de l'individu, son développement et la formation de sa personnalité. Après ce congrès, au moins, nous admettrons que nous en connaissons beaucoup moins que nous ne le pensions ! Ceci est en soi, naturellement, une connaissance fort utile.

Il y a quelques semaines, un de mes collègues de Harvard m'envoyait un document esquissant les compte-rendus d'une réunion d'une société de psychanalystes. Ce rapport contenait une étude écrite par mon collègue sur le développement des enfants dans le Kibbutz en Israël, et le travail était suivi d'un compte-rendu, mot à mot, de la discussion qui eut lieu entre les analystes. Avant d'aller plus loin, laissez-moi m'éloigner de mon sujet et vous dire que les enfants du Kibbutz sont enlevés à leurs parents naturels entre l'âge de trois mois et un an, et sont élevés dans des foyers pour enfants situés dans les villages. Même si les enfants rendent visite à leurs parents de temps en temps, ils sont élevés, en principe, dans un foyer domestique pour enfants et non pas par leurs parents. Dans son article, mon collègue rapportait qu'au cours des premières années, il trouvait une plus grande preuve de ce que nous appelons des problèmes — tels que mouiller son lit, se ronger les ongles, et des choses de ce genre — mais que dans les années qui suivent l'adolescence, ces mêmes enfants semblaient être plus mûrs et mieux adaptés que ne le sont nos propres enfants. Dans l'échange d'idées qui suivit la présentation de ce travail (que j'ai résumé en une seule phrase, sans rendre justice à son auteur, sans doute) l'un des analystes déclara : « . . . mais ceci est contraire à tout ce que vous avez dit au sujet du développement de l'enfant . . . que les enfants devraient être élevés au foyer de leurs parents. . .vous dites maintenant que les enfants élevés dans une institution communautaire pour enfants semble se mieux adapter et former des enfants plus mûrs que les nôtres » ! Et la discussion continua ainsi causant une agitation considérable. Finalement, un analyste dit : « Eh bien, peut-être devons-nous admettre tout simplement notre ignorance... » J'ai été intéressé de constater qu'un groupe d'analystes acceptaient une telle déclaration. Mais il est vrai, je crois, de dire que beaucoup d'entre nous ici présents, durant ces derniers jours-ci, ont commencé à réaliser que, sur un grand nombre de problèmes touchant au développement humain, « nous sommes complètement ignorants ».

L'un des problèmes auxquels nous avons à faire face, comme individus et comme personnes de notre profession, c'est qu'il nous semble difficile de vivre dans l'incertitude. Nous aimons la sécurité de la certitude, savoir d'un façon précise comment les enfants se développent. Et ce que je redoute qui se produise fréquemment, c'est le fait que nous avons établi une supposition en ce qui concerne quelques problèmes de développement humain, et, à défaut du temps, de l'énergie ou des ressources nécessaires pour vérifier cette hypothèse, nous commençons à l'accepter comme si elle était prouvée comme un fait; et en un tour de main l'hypothèse est devenue un dogme. Un grand nombre de professions représentées ici sont remplies de semblables dogmes. Je pense que presque tout le monde dirait que les professions (excepté les leurs) ont des convictions basées sur des connaissances non vérifiées. Il n'est pas facile d'accepter que l'on accuse sa propre profession d'avoir de telles vues. L'un des grands bienfaits de ce congrès est que quelques-uns des dogmes soutenus par divers groupes professionnels ont été mis en doute. Il y a eu, dans nos groupes au moins, un véritable désir de faire un triage au crible des faits et des choses basés sur l'imagination, de tenter d'identifier une base commune de renseignements et de connaissances au sujet du développement des enfants. Je crois, selon la suggestion faite par quelqu'un, que quelque autre chose que nous ayons faite, nous avons fait bien celle-ci. Nous avons abattu les murailles qui séparent les diverses professions.

Permettez-moi de résumer brièvement les points soulevés par nos divers groupes qui ont traité des enfants à la maison, à l'école, dans la communauté, dans les institutions et les agences communautaires. J'y ajouterai quelques considérations tombant sous la recherche.

LE FOYER

En ce qui concerne le foyer, je vais citer directement le rapport de l'un de nos groupes. Le rapport déclare que le comité est « inquiet de ce que ce congrès affirme que la famille est le fondement de la société ... l'endroit où l'enfant acquiert le sens de sa personnalité, la notion du prochain, ses standards de valeurs et sa force pour faire face au défi d'un monde en évolution. Ce congrès affirme qu'aucun service ne doit exister quant au soin, au traitement ou à l'enseignement de la famille ou bien de l'enfant, qui détruise ou menace de quelque manière le statut et l'intimité de la famille ainsi que les droits des parents et de l'enfant. » Cet accent sur la famille et l'importance du foyer familial comme milieu fondamental dans lequel l'enfant se développe fut généralement accepté, je crois, dans tous nos groupes. L'opinion a été que l'église et l'école ainsi que d'autres agences devraient faire tout ce qu'elles peuvent pour soutenir et renforcer le foyer, mais qu'elles ne devraient jamais chercher à remplacer les fonctions du foyer. Ceci, alors, fut une tendance majeure de la discussion au sujet du foyer familial.

Une autre tendance qui se manifesta fut presque l'occasion d'une division à cet égard, parce que les participants persistaient à dire que, dans l'ensemble, nous tendons à idéaliser une existence familiale qui est caractérisée par une vie intime et rapprochée de la ferme d'il y a quelques décades. Cet idéal tend à persister dans notre société et on commence à insinuer que la vie a changé, et changé radicalement; que nous vivons maintenant dans de grandes villes, dans des pleins-pieds ou dans des appartements; qu'un grand nombre de mères travaillent; qu'une grande proportion de la journée des parents se passe en dehors de la famille; qu'il existe nombre de foyers brisés; qu'il y a beaucoup d'immigrants; que nos villes sont de caractère hétérogène; en résumé, que la famille actuelle n'est pas celle d'il y a un demi-siècle. Pendant que nous discutions sur la nécessité de protéger l'intimité du foyer, nous admettions en même temps que la famille, de nos jours, requiert plus de réflexion et d'attention de la part de la communauté qu'auparavant. Vous avez donc ces deux tendances contraires qui émergent des discussions, l'une réaffirmant l'importance de la famille, et l'autre suggérant que des changements s'opèrent dans notre société, lesquels viennent en opposition avec la famille et en font une institution différente de ce qu'elle était jusqu'à présent.

L'ÉCOLE

Au sujet des premières années, il y eut un accord avec réserve dans notre groupe, je crois, et ici je cite, « que l'enseignement précédant la première année scolaire soit universellement organisé et mis à la portée de tous ». Mais il n'y eut pas unanimité sur la fréquentation obligatoire d'un jardin d'enfants, l'école maternelle mise à part. Même si l'on s'entendit sur le fait que l'école maternelle et une autre expérience préscolaire sont utiles et devraient être mises à la portée de tous, nous avons trouvé qu'il y avait des divergences de vues et des différences d'opinion au Canada, à cet effet. Evidemment, ici encore, les attitudes changent tout comme les rôles de la maison et de l'école. Le genre d'adaptation que l'enfant doit faire, le genre d'étude dont il a besoin, de même que la nature changeante du foyer, militent en faveur de l'expérience préscolaire à l'avenir. Mais si ce développement se produit, il faut d'abord résoudre un grand nombre de questions et celles-ci nous furent clairement indiquées par notre groupe, pas simplement en ce qui concerne les facilités pour l'éducation préscolaire, mais en fournissant les moyens de pourvoir aux différences individuelles chez les élèves. L'un des participants fit remarquer que nos standards d'admission à l'école sont uniformes partout, lesquels ne tiennent pas compte des grandes différences qui existent entre les enfants, même à cet âge. Par conséquent, il existe un besoin d'assouplir l'élaboration du plan tracé en vue de satisfaire des exigences d'enfants diversifiés. Plus spécialement, on a besoin de beaucoup d'éducateurs formés à travailler dans le domaine de l'éducation préscolaire. Naturellement, ceci, à son tour, présuppose la nécessité des institutions dans lesquelles de tels ouvriers pourraient être formés et dont il existe une carence au Canada.

LA COMMUNAUTÉ

Une large variété d'item devraient être mentionnés ici, et je dois en effleurer un grand nombre très rapidement. L'un d'entre eux est, naturellement, que nos communautés, dans l'ensemble, sont servies très inégalement. J'ai déjà mentionné les écoles maternelles; on pourrait en dire autant des autres services qui sont hautement développés dans quelques communautés et très inadéquatement chez les autres; par exemple, les services insuffisants dont bénéficient les Indiens et les Eskimos.

Une seconde difficulté, à ce sujet, est ce que j'appelle « les ghettos » de classe et d'âge qui ont été créés par nos urbanistes. Les architectes-urbanistes de nos jours développent un centre communautaire qui représente une façon de vivre, dans laquelle on doit s'adapter, communauté où vous pouvez élever deux enfants mais pas davantage, parce qu'il n'y a pas de demeures dans la communauté qui comptent plus de deux chambres à coucher. Il n'y a pas, non plus, de résidences ni d'espace réservés aux grands-pères ni aux grand'mères. Ceux-ci ne comptent pas aux yeux des auteurs de plans. Les architectes-urbanistes nous ont imposé un genre d'existence bien caractérisée. Vous connaissez tous des exemples de difficultés qui existent dans ces faubourgs où tous les parents sont approximativement du même âge. Vous n'ignorez pas, non plus, les difficultés des quartiers misérables de notre communauté — de ces zones congestionnées où les maisons d'habitation sont très pauvres et qui ont tendance à être employées comme des quartiers résidentiels de transition par des groupes d'immigrants, à leur entrée au pays, et pendant la période de leur acclimatation et de leur adaptation.

A ce point plus qu'à tout autre, peut-être, y eut-il une large brèche entre notre savoir et son application à la vie. Je ne sais pas combien il y a de décades que Shaw a fait son étude des quartiers de Chicago, notoires pour la délinquence; mais certainement nous savons tous qu'il existe des districts dans la communauté où, chaque année, génération après génération, quel que soit le groupe qui demeure dans ce district, il existe un taux de délinquance très élevé ainsi que beaucoup d'autres indices d'un mauvais état de santé sociale. C'est un état permanent dans ces milieux. Dans un récent entretien, un juge me disait qu'il commençait à douter qu'il était juste de condamner un garçon qui vivait dans un tel district, parce qu'il ne pouvait pas dire si oui ou non ce garçon aurait pu être autre que ce qu'il était, c'est-à-dire, autre que délinquent, quand pendant une centaine d'années le district avait eu un très haut pourcentage de délinquance. De toute façon, nous savons que de telles sections existent et qu'elles produisent au moins la moitié des difficultés qui nous inquiètent dans nos communautés. Cependant, nous parlons comme si nous ignorions ce fait, comme si nous ne savions pas qu'il y a des districts qui demandent un traitement spécial.

Il y a aussi le conflit entre les attitudes de la communauté et les pratiques suivies par les individus dans le monde où nous vivons. Le commencement de la constatation de ce fait c'est que l'enfant est, au moins en partie, un produit de son milieu. Nous ne réalisons probablement pas entièrement l'influence que quelques-unes des attitudes, des manières des gens, des mœurs que l'enfant prend dans la communauté exercent sur lui, à la lumière de la présente situation du monde. Considérez pendant un instant une communauté qui est dominée par un sentiment d'anti-sémitisme. Dans cette communauté, qu'y a-t-il d'important dans le développement de l'enfant ? Est-ce le développement des services de bibliothèques, ou quelque autre projet, ou est-ce le milieu, en général, dans lequel il vit les attitudes et les modes de comportement qu'il prend ?

Alors, aussi, surgit la question des valeurs et des obstacles à vaincre qu'offre une communauté. On a déjà suggéré que, dans l'Union soviétique et en Chine, les gens ont un but social. Ceci, à son tour, fournit à quelques individus, un sens de la personnalité, le but de la vie dont ils ont besoin. L'idée qu'il y a un manque de programme social dans nos communautés existe ainsi que la conviction qu'il faut étudier le problème de déterminer les valeurs et les tâches que nous plaçons devant nos propres enfants.

LA COMMUNAUTÉ, LES INSTITUTIONS ET LES ENTREPRISES CONNEXES

On eut l'impression que beaucoup de ces institutions sont des services unilatéraux, souvent intéressés seulement à un problème spécifique — soit la cécité, l'hospitalisation ou l'école — lorsque c'est vraiment tout l'enfant, ou toute la famille qui est concernée. Bradley Buell a très clairement exposé dans son étude (et nous ne semblons pas l'avoir remarqué) qu'il existe des familles qui ont des problèmes multiples requérant la collaboration de nombreux services. Il parle, en effet, du sentier bien tracé vers les demeures de ces familles qui ont de multiples problèmes. Les nombreux travailleurs sociaux et les officiers de santé tracent un sentier rebattu par les courses qu'ils font en allant vers le foyer et en revenant, se rencontrant souvent sur la route mais ne s'entretenant jamais de leur commun problème.

Ces cas aux multiples difficultés démontrent simplement le besoin exprimé par une forte majorité de nos groupes, d'un plan plus efficace et d'une meilleure coordination des services existants, une plus grande conscience des autres services, plus de collaboration touchant certains problèmes de la communauté.

LA RECHERCHE

Tout le monde se proclame en faveur de la recherche. Cependant, je ne crois pas que personne n'exprime le moindre doute à l'effet qu'il existe une grande confusion à ce sujet. Nous illustrerons cette affirmation, au moins en partie, par le fait que tout le monde dit : « mais il n'y a pas de recherche en cours » et ensuite chacun commence à parler de ce qui se fait, et très peu de personnes prouvent qu'ils en ont une connaissance sérieuse.

Il semble émerger, de nos groupes de comités d'études, l'opinion que nous avons besoin, au Canada, d'une évaluation très soignée des recherches qui se poursuivent sur les enfants, et quels sont les problèmes dignes de faire l'objet de la recherche. En résumé, nous avons besoin d'un exposé complet sur les problèmes actuels et ce qu'on devrait entreprendre pour les résoudre, connaître les ressources en matière de recherche et en estimer les déboursés nécessaires.

On a fait remarquer que le Fonds de la Reine Elisabeth représente sans doute un progrès indiscutable, mais qu'il est intimement lié, nous a-t-on fait comprendre, aux « maladies » des enfants, et met probablement l'accent sur la distribution mal contrôlée qui se fait en ce moment des fonds de recherche au Canada. Un fonds de cette valeur, par conséquent, est requis pour aider la recherche au Canada dans d'autres domaines. Le Fonds de la Reine Elisabeth devrait être accepté de tous, sans oublier qu'il existe un grand nombre de problèmes sur lesquels les recherches seront entreprises par des personnes autres que celles qui reçoivent des octrois de ce Fonds. Nous avons besoin d'un fonds de cette envergure pour traiter des points épineux du développement social, des questions d'éducation et des problèmes de la communauté. Et je pense que nous sommes assez malins pour savoir que nous n'obtiendrons pas de résultats rapidement et facilement quant au genre de questions complexes que nous avons constatées ici. Je crois, d'autre part, qu'il est sot de croire que nous ne pouvons pas l'entreprendre. Il s'agit de savoir quelles valeurs nous désirons appuyer de notre argent, et lesquelles nous désirons servir simplement avec des platitudes.

Enfin, les rapports ont indiqué le besoin d'une agence de liaison destinée aux échanges de renseignements. Le Bureau de l'Enfance de Washington a été suggéré comme un guide utile, bien qu'on n'ait pas indiqué qu'il serait comme le modèle à adopter au Canada. Néanmoins, le besoin d'un bureau central a été jugé évident; on y adresserait des demandes de renseignements et, de cette source émanerait un flot de renseignements qui se répandraient dans tout le pays. Bien qu'aucune recommandation spécifique n'ait été faite, il parut bien clair qu'un développement de ce genre serait souhaitable.

J'espère que j'ai exprimé le sentiment général des groupes pour lesquels j'ai occupé le poste de président; mais il peut se faire que certains membres trouvent leurs opinions enchevêtrées dans les miennes ! Ce fait découle peut-être inévitablement du criblage des opinions collectives d'un grand nombre de personnes fait par une seule personne.

L'Age moyen

MONSEIGNEUR IRENEE LUSSIER, P.D.

Recteur de l'Université de Montréal

IL Y A D'ABORD deux affirmations de base qui résultent des constatations faites par tous. Elles sont valables pour les trois agents d'éducation qui ont étudié les problèmes de l'enfance : le foyer, l'école et la société. L'une de ces affirmations est plutôt théorique, l'autre est plutôt de nature pratique. La première : la petite enfance, surtout en raison des études de Freud, a été beaucoup étudiée. L'adolescence, en raison de sa riche complexité, est un champ d'études qui a été lui aussi très exploité. Mais la période d'enfance, qui intéresse le groupe pour lequel je suis présentement le rapporteur, est une période qui a été négligée, au moins sous son aspect normal. C'est dire qu'il y a un grand besoin d'études scientifiques sur cet âge, sous son aspect normal, de façon à le connaître plus profondément et pour arriver à savoir ce que l'on peut raisonnablement exiger de lui.

Deuxième affirmation générale : plusieurs spécialistes ont à se pencher à un moment ou à un autre sur les enfants de cet âge. Ils ont besoin de s'éclairer les uns les autres. Ce sont eux, et non pas les parents ou l'école qui doivent résoudre les apparentes contradictions dans leur recommandation. C'est dire qu'il y a un grand besoin de coordination dans le travail des spécialistes.

LE FOYER

En regard de l'enfance, quelles sont les préoccupations du foyer ou quelles sont nos préoccupations vis-à-vis le foyer ? J'ai trois affirmations à faire.

L'âge qui nous occupe est l'âge de l'école. A cause, d'une part, du risque de désintéressement du côté des parents et, d'autre part, du risque d'accaparement du côté de l'école, il y a, dans la détermination des responsabilités relatives du foyer et de l'école, grand besoin d'appuyer sur l'affirmation du principe que *la famille demeure la première responsable* de l'éducation de l'enfant. Pour s'acquitter de cette responsabilité, la famille doit recevoir beaucoup d'aide, et dans des conditions normales, l'aide la plus importante lui vient de l'école, mais ce n'est qu'une aide.

Deuxième affirmation : le foyer, premier responsable, doit prendre conscience de l'importance des années d'enfance pour le développement des bonnes habitudes. C'est l'enfant lui-même qui est l'agent principal de sa formation, sous la direction de ses parents et de ses éducateurs.

Au foyer, l'enfant fait principalement l'apprentissage de la vie familiale. Cela ne doit pas être en subissant une autorité qui le subjugue mais en rencontrant le service d'une expérience éclairée qui le guide et lui apprend à juger et à décider. L'enfance est l'âge où l'on commence à être capable de responsabilités personnelles et cette aptitude doit être éduquée. Pour conduire à bien cette éducation, l'enfant doit être appelé à contribuer activement à la vie familiale, il doit être appelé à participer, autant que possible, aux décisions qui concernent la vie familiale. Cet apprentissage de la vie et de ses responsabilités, cet apprentissage de la décision personnelle, de la participation à l'orientation du groupe familial et l'acceptation du risque bien calculé que cela comporte, c'est l'apprentissage de la liberté; c'est aussi la culture de la première des vertus morales, la prudence, c'est-à-dire la vertu qui est le signe de l'intelligence sur nos actions, la vertu des forts, de ceux qui savent affronter le risque en pleine conscience. Cet aspect de la formation familiale (par la participation de l'enfant aux décisions de la vie familiale) doit être présenté aux parents comme un but de toute première importance dans leur rôle de chefs de famille.

Troisième affirmation : les spécialistes, en de nombreuses disciplines, apportent aux parents l'aide précieuse et nécessaire de leur science. Leurs affirmations, leurs recommandations sont parfois déroutantes. Mal interprétées, elles sèment la confusion. Il y a besoin de rebâtir en l'âme des parents la confiance en eux-mêmes, de rebâtir leurs sentiments de sécurité devant la tâche à accomplir en affirmant :

(1) que l'amour ressenti par l'enfant, que le sentiment d'appartenance et de sécurité chez l'enfant, valent plus que tous les livres de psychologie et qu'ils réparent bien des maladresses;

(2) qu'il faut prendre garde de ne pas appliquer aux enfants normaux ce qui est indiqué pour ceux qui ne le sont pas, de même qu'il ne faut pas transplanter dans un autre milieu social ce qui a été établi pour un milieu très particulier;

(3) enfin, disons que dans un monde complexe comme le nôtre, en

rapide et constante mouvance, les parents ne doivent pas craindre de suivre des voies nouvelles, différentes des voies qui furent celles de leur propre enfance, quand cela leur est conseillé par des autorités dignes de confiance.

L'ECOLE

Nous sentons le besoin d'appuyer les gens d'école les plus avertis dans l'affirmation qu'ils font, à savoir : « l'école a la responsabilité de l'enfant total ». Notez bien, non pas la totale responsabilité, je viens de dire le contraire en parlant du foyer, mais la responsabilité de l'enfant total. En effet, pour l'école, il ne s'agit pas seulement, en présence de l'enfant, d'une mémoire à meubler. L'enfant n'est pas non plus une sorte de pur esprit auquel il suffit de donner des habitudes intellectuelles. L'enfant est un « esprit incarne » et les deux mots sont importants; c'est cela être une personne humaine. Cela veut dire que l'enfant doit faire face à un développement physique avec tous les problèmes de santé et d'hygiène physique que cela comporte. L'enfant a aussi un développement émotif avec tout son cortège de frustrations et de compensations; il y a donc nécessité d'une hygiène mentale à l'école. L'enfant est encore à l'âge du développement social. Son monde s'agrandit, et il subit les influences d'un monde agrandi. Il doit donc faire l'apprentissage des bonnes manières, du respect des autres et du contrôle personnel pour vivre en société.

L'enfant, en esprit incarné, arrive avec une physionomie propre, des aptitudes à lui, des goûts à lui; il est tellement un être original que sa copie, la copie de lui, copie fidèle, n'a jamais existée et n'existera jamais. C'est en regard de tous ces facteurs, développement physique, développement émotif, développement social, que nous affirmons que l'école a la responsabilité de l'enfant total.

Deux corollaires viennent de cette affirmation. Premièrement : pour s'occuper de l'enfant total, l'école a besoin des services professionnels de divers spécialistes, entraînés autant que possible à participer à la vie de l'école. Deuxièmement : pour tirer de chaque enfant le maximum des promesses de vie qu'il apporte, l'école ne doit jamais être satisfaite d'elle-même; elle doit chercher l'amélioration constante. Il faut que l'école présente, par ses maîtres, une ambiance de vie, c'est-à-dire une ambiance qui cultive le désir de savoir, la saine curiosité, une ambiance qui favorise l'esprit d'initiative, une ambiance qui appelle, qui demande la manifestation des intérêts de chacun, une ambiance qui manifeste de la joie à la découverte et à la culture des aptitudes particulières. Le pire reproche contre lequel l'école doit se défendre c'est d'éteindre l'enthousiasme, la spontanéité, celui d'empêcher l'expression originale de ce que l'on porte en soi.

Une deuxième affirmation : en face de cette responsabilité de l'école, le personnel doit recevoir une formation professionnelle adéquate. Il faut savoir distinguer entre enseigneur et éducateur.

Les trucs méthodologiques ne suffisent pas à former un éducateur. Celui-ci doit être préoccupé de l'enfant total, de la personnalité humaine de l'enfant, qui est complexe. Il faut donc prendre le temps de rendre le personnel capable de cette tâche complexe, et cela ne se fait pas en une année. Toute mécanisation de la tâche est une trahison. Il ne s'agit pas de mouler l'enfant dans des cadres rigides, il ne s'agit pas de fabriquer en série, il ne s'agit pas de niveler dans la médiocrité. Les éducateurs doivent être des jardiniers d'hommes qui sachent découvrir et faire fleurir tous les Mozarts qui passent devant eux.

Le personnel doit donc être rendu capable de collaborer avec les spécialistes. Nous ne disons pas que le personnel doit être spécialiste en tout, mais qu'il doit être capable de collaborer avec les spécialistes; il doit être entraîné à reconnaître les vrais symptômes et capable ainsi de référer à qui de droit les enfants qui ont besoin du concours d'un spécialiste. Le professeur doit faire équipe avec ces spécialistes; il faut donc l'admettre dans l'équipe.

Enfin, le professeur doit être capable de traiter, autant que possible, les enfants handicapés qui se présentent à lui; il doit le vouloir de telle sorte que, dans l'école, la vie des enfants handicapés soit le plus possible intégrée à la vie générale de l'école. Sur ce point particulier, le groupe qui a étudié les problèmes de l'école endosse totalement le rapport qui a été fait par l'équipe qui s'est occupée de l'étude des enfants exceptionnels, des enfants handicapés.

La Société

A l'âge qui nous occupe, la société de l'enfant s'agrandit. Cette société dans laquelle il entre doit être organisée pour que l'enfant s'y sente apprécié, s'y sente respecté comme une personne humaine, et non pas considéré comme une nuisance (ici je rejoins ce qui vient d'être dit en ce qui regarde le logement); non pas donc comme une nuisance, soit parce qu'il veut jouer autour de la maison, ou encore parce qu'il est imprévoyant ou pour toute autre raison; il ne serait pas un enfant s'il était autrement. Personne humaine, pas une nuisance, pas une simple chose, pas un simple numéro. Si aujourd'hui l'enfant a,

dans une clinique ou dans un service public, un numéro, il peut se
dire que demain un autre aura le même numéro et comme l'autre ce
n'est pas lui, ce n'est donc pas lui qui est traité, c'est un numéro. Il a
pourtant un nom cet enfant, il appartient à une famille. Ce nom, cette
famille le marque d'une originalité propre, et c'est avec elle qu'il faut
traiter (cela est vrai pour le milieu social, comme je viens de dire que
c'est vrai pour l'école). Or, une telle attitude demande du temps. Dans
les cliniques, c'est plus facile, plus rapide de traiter avec des numéros
(je ne fais pas de reproches particuliers aux cliniques ici, je parle d'une
façon très générale). Pour traiter avec une personne humaine que l'on
a cherché à connaître autant que possible à fond, le temps, je le répète,
est indispensable. Il ne faut pas le compter avec parcimonie si l'on
veut être humain. En ce respect de la personne humaine, il y a des
adaptations difficiles, difficiles pour celui qui reçoit les nouveau-venus,
difficiles pour les nouveau-venus eux-mêmes, surtout quand ces nouveau-venus sont des immigrants ou des étrangers. La société qui doit
être humaine doit les recevoir comme des personnes humaines.

L'enfant doit faire l'expérience qu'en entrant dans un monde
d'adultes, il entre dans un monde qui a un coeur, puisque ces adultes
sont imbus du respect des sentiments des autres, du respect des
problèmes portés par la personne humaine qu'est l'enfant. En d'autres
termes, l'enfant entrant dans le milieu social doit faire l'expérience
qu'il entre dans un monde humain bienveillant plutôt que dans un
monde d'humains avec toutes les petitesses et les préoccupations
égoïstes des humains.

C'est là ma première affirmation, regardant le milieu social. On dit
en anglais « There is a need to humanize le milieu » ; humaniser le
milieu, rendre le milieu plus humain, rend-il bien l'idée exprimée en
anglais ?

Deuxième affirmation : en la faisant, je rejoins encore ce qui a
été dit quelque temps auparavant. Dans le milieu social dans lequel
il entre, l'enfant doit respirer le culte de certaines valeurs et apprendre
à mettre une hiérarchie dans ces valeurs. Pour cela, il faut un code de
valeurs, un code assis sur des bases solides. Il importe aussi que les
attitudes prises par les gens avec lesquels l'enfant vient en contact
dans la vie sociale soient conformes au code. Il ne faut pas que l'enfant
voie le conflit qui existe souvent dans nos vies adultes entre ce que
nous disons et ce que nous faisons. Il ne faut pas non plus que l'enfant
soit tiraillé entre la réclame qu'il subit par tous les moyens de publicité
qui nous entourent et ce que nous cherchons à lui apprendre comme
code de valeur.

Nous lui disons qu'il doit avoir le sens de l'honneur, de l'honnêteté, le culte de la vérité, l'esprit de devoir, et il entre dans une société qui a premièrement la religion de l'argent, la passion du plaisir, qui prodigue ses louanges à l'arrivisme par tous les moyens possibles; un monde de tricherie.

Nous cherchons à lui enseigner le respect de lui-même et de sa famille, le respect de son pays et le culte de son histoire; nous cherchons à lui enseigner à respecter Dieu. A côté de cela il constate dans la société que l'autorité est critiquée sans aucun respect, qu'elle soit religieuse ou civile; il constate la violation de la loi de façon continuelle; les adultes ne mettent-ils pas un certain orgueil à violer la loi ? Que l'on pense à ce que nos enfants apprennent en ce qui regarde les rapports d'impôt par exemple : Que n'entendent-ils pas comme critique méprisante de la justice ! Mes amis (c'est ici une remarque très personnelle), je trouve qu'il n'y a rien de pire dans une société que de critiquer l'administration de la justice devant les jeunes, car si l'on ne peut pas se fier à l'administration de la justice, il n'y a qu'une chose à faire, c'est de recourir à la violence.

Sur ce point particulier de la nécessité d'un code de valeurs, et de l'adaptation de nos attitudes à ce code de valeurs, je crois que le groupe qui s'est occupé du milieu social (je fais cette affirmation d'une façon tout à fait personnelle) je crois, à ce que j'ai compris, que ce groupe (qui comprend le tiers de l'assemblée ici présente) serait prêt à endosser le rapport qui a été soumis par l'équipe numéro sept chargée du projet sur les besoins spirituels des enfants. Je vais lire ce rapport en anglais puisqu'il a été rédigé en anglais. A mon avis, ce rapport a été fait avec beaucoup de sagesse.

La première affirmation que j'ai faite, en regard du milieu social, c'est qu'il faut rendre le milieu plus humain. La deuxième affirmation, c'est qu'il faut que l'enfant se trouve en présence du respect de certaines valeurs; donc il faut un code, et il faut aussi que nos attitudes affirment par notre vie quotidienne que nous respectons ces valeurs. Troisième et dernière affirmation : le milieu social doit prendre conscience de ses déficiences et aussi de ses possibilités.

Les organismes dont nous avons besoin sont trop peu nombreux. Avons-nous les camps d'été qu'il nous faut, les moyens de récréation qu'il nous faut, une organisation de loisirs satisfaisante ? Avons-nous toutes les cliniques psychologiques et psychiatriques dont nous avons besoin ? Et cela tout particulièrement dans les milieux éloignés des grands centres ? Deuxième déficience : les organismes qui existent n'ont pas le personnel dont ils ont besoin et, ce qui est plus grave, le recrutement de ce personnel est déficient. Nous devons tout faire pour amener les jeunes à s'engager dans ces services professionnels, en donnant à ces travaux de la considération sociale; dans cette considération sociale, le point de vue de la rémunération est important. Enfin, autre déficience, les organismes existants ont besoin d'être coordonnés pour arriver à travailler en équipe.

Parmi les possibilités, nous en avons signalé une tout particulièrement. Le milieu social n'a pas suffisamment exploité les ressources positives que présentent la télévision. Nous nous sommes contentés de critiquer, sans apporter grand' chose de positif. Nous sommes heureux de constater que les responsables de ce médium spécial d'éducation veulent notre coopération, et qu'ils n'ont qu'un seul désir, celui de bien faire. Ils seront bientôt en droit de nous relancer les pierres que nous oserions leur envoyer.

Voilà nos inquiétudes, nos appréhensions, nos désirs, à nous qui avons étudié l'âge « enfance ». Nous espérons que nos appréhensions comme nos désirs seront adoptés par le congrès en général.

L'Adolescence

NORMAN A. M. MacKENZIE, LL.D.

Président de l'Université de la Colombie britannique

LE CADRE DU SUJET que l'on m'a imposé me limite à la période de l'adolescence. On ne m'a pas indiqué l'âge exact, mais je suppose qu'il embrasse la période de douze ou treize ans jusqu'à dix-sept ou dix-huit ans. Je n'ai que deux remarques à faire à ce sujet.

La première, c'est que j'ai eu l'impression que ce groupe est le plus difficile à diriger des trois groupes dont nous avons eu à nous occuper; et peut-être pour cette raison, nous avons fait moins pour eux et à leur sujet. Je crois que la raison de ceci est surtout parce qu'ils ne sont plus des enfants dans tout le sens du terme. Nous croyons plus ou moins que nous savons comment traiter les enfants et exercer sur eux un certain contrôle. Ceci n'est pas vrai en ce qui concerne l'adolescence. Les adolescents commencent à insister sur leurs droits et leurs privilèges. Ils ont leurs opinions personnelles comme individus. Il est d'autant plus difficile pour nous, qui sommes adultes, de traiter avec eux qu'avec des enfants.

L'autre remarque qui m'est suggérée à la suite des échanges d'idées, et que j'ai pu constater moi-même dans ce groupe-ci, c'est que ses membres sont en un sens « une section délaissée » de notre société. Ils ont le sentiment qu'ils n'y occupent aucune place particulière, et que la société n'a pas spécialement besoin d'eux. Ceci, je pense, est fondamental dans un grand nombre de difficultés, de mésintelligences et de problèmes qui nous concernent vis-à-vis d'eux. La difficulté qui consiste à leur faire acquérir la conviction qu'ils participent au groupe et que ce dernier a besoin d'eux, qu'ils apportent une valeur et qu'ils sont importants, est peut-être le plus grand problème qu'ils présentent. Le fait de savoir comment ceci peut se faire dans notre société actuelle est une question qui requiert beaucoup d'études et de réflexion, et elle doit être très difficile à résoudre d'une façon satisfaisante.

Ce que nous venons de dire, je crois, ne s'applique pas autant aux adolescents qui fréquentent les universités, parce que ceux qui vont à l'université et qui réussissent dans leurs études — c'est-à-dire ceux qui peuvent continuer à fréquenter les universités — ont conscience qu'ils ont un but à atteindre comme préparation à leur vie et à leur carrière après l'obtention de leur diplôme. Ils ont aussi l'idée qu'ils participent à quelque chose de grande importance. Je crois que, dans notre société, à l'avenir, il y aura un nombre croissant de ces garçons et filles, jeunes adolescents de douze à dix-huit ans environ, pour qui l'étude sera — et avec raison — le principal souci, l'intérêt et l'activité. A moins que d'une façon ou d'une autre, nous puissions leur donner la conviction que l'instruction est importante, et leur communiquer un sentiment que, par leurs études toujours plus poussées, ils participent avec le reste d'entre nous à la vie de la communauté, ils continueront à être une section perdue de notre société.

Je me permettrai, peut-être, d'ajouter à ce sujet que le groupe chargé de cette section de jeunes gens a exprimé la très forte opinion suivante : comme chez un nombre de plus en plus grand de ces jeunes gens la fréquentation scolaire sera, presque certainement, plus longue qu'elle ne l'est en ce moment, et comme ils diffèrent beaucoup l'un de l'autre et aussi comme groupe, nous devrions offrir une variété plus grande de sujets d'études à ces degrés que nous le faisons à l'heure actuelle. Le rôle du professeur est d'une telle importance que nous devrions nous efforcer d'employer comme professeurs des personnes de la plus haute valeur, leur donner la meilleure formation humaine et l'instruction générale la plus poussée. Nous devrions leur donner une formation professionnelle telle qu'ils soient préparés intellectuellement, bien informés, éduqués, ayant une maturité capable de comprendre les besoins, les intérêts et la personnalité des jeunes gens en efflorescence confiés à leurs soins. Etant donné qu'aucun individu ne peut couvrir tout le domaine, comme l'ont déjà fait remarquer le docteur Ross et Monseigneur Lussier, il est essentiel et d'une très grande importance d'avoir un bon nombre de spécialistes, ne leur permettant jamais, néanmoins, de remplacer les soins éclairés du professeur lui-même ou elle-même, pour le bien général, autant qu'intellectuel et éducationnel des étudiants.

A ce que j'ai dit, j'ajouterai une autre remarque qui a déjà été faite par nos deux autres conférenciers. Cette question fut pour vous d'un grand intérêt ainsi qu'un objet d'inquiétude, à juste titre pour tous les groupes, et c'est la question des « valeurs ». Il fut évident au sein de tous les sous-groupes traitant des années de l'adolescence qu'on devait en venir, si possible, à un accord sur les valeurs à présenter à nos jeunes gens comme importantes et qu'ils devraient s'efforcer d'accomplir et aspirer à atteindre. Elles ne devraient pas être présentées en paroles, mais plutôt au moyen d'exemples tirés de nos vies. Tout le monde reconnaît que les jeunes gens sont intelligents; ils ne sont pas faciles à tromper, et si on leur dit qu'ils devraient faire une chose, et s'il arrive que l'exemple diffère de l'enseignement, ils sont naturellement inclinés à devenir impudents et à accuser les adultes d'être des hypocrites, et c'est bien ce que nous méritons. Cette question des valeurs dans notre société est singulièrement et particulièrement difficile à cause des changements qui se produisent. Du stage de colonie rurale plus ancienne, la société a passé à un développement industriel urbain où le résultat du développement scientifique accélère le degré de changement. Ce n'est pas une question facile d'arriver, dans ce milieu, à des valeurs de quelque importance et d'un caractère de permanence acceptable. J'étais heureux que Monseigneur Lussier lut la conclusion du rapport de l'un des comités chargés d'enquêter sur les valeurs spirituelles. Ceci me semble indiquer dans quel sens quelques-uns d'entre nous, au moins, devraient orienter leurs efforts. Il ne s'agit pas seulement de reconnaître le sérieux de cette question — nous admettons tous qu'elle est très grave — mais bien d'élaborer quelque chose de pratique pour nous-mêmes, notre société et notre jeunesse.

CLOSING ADDRESS

DISCOURS DE CLOTURE

Closing Address

SIR GEOFFREY VICKERS, V.C.

PEOPLE AT A CONFERENCE always remind me of seals on an ice floe. We gather in hundreds, we bask in the sun, we communicate freely, we see for miles, but we cannot act. To act we have to get back into the green water where we earn our livings, where we shall all be next week, where we shall swim like a dream, have all the joys of action but only see just what is in front of our noses. This is part of the human predicament which we share with seals but few other animals, and we have to accept it. And to accept it means to realize that we are free of two worlds, can be satisfied wholly in neither, and cannot have both at once, but that we can use each to illuminate the other. So the question before us, as we pack our bags, is what are we taking back from the ice floe into the green water?

I think first, we are taking back our re-educated, enlightened, changed selves; because that is the first, sometimes the only, often the most important, thing that any conference does. We are taking back secondly a new consciousness of what we have come to call the areas of concern which have detached themselves slowly from our discussions and which became much more apparent this morning as they were summarized by the three wise men. I am not going to repeat — though I shall some times refer to — things that the three wise men said.

As we divided up the material, we came to areas of concern that did not fall clearly into particular age groups — they were thrown into what came to be called "the common pot," which meant me. Some of these are important; I will refer to them. There is a consciousness that the needs of the exceptional are not being met as we should wish them to be met, in more fields than one. I think there is a general agreement with what I said in my opening talk: that whether a child is exceptional or abnormal in either direction, depends not so much on the child as on his situation and on the arrangements we make for him. Thus abnormality is more a reproach to our institutional arrangements than a designation of something peculiar in the child. It should, in fact, be normal for us to deal with the exceptional — whether the exceptional be the gifted or the handicapped or the emotionally disturbed. The project on the emotionally disturbed child singled out this field as one in which needs are not being met, even to the extent that they could be and should be.

Here and there other gaps were thrown up. It is a remarkable thing that in the whole of the young population of this great country, in the under twenties, the total number of deaths from all causes in a year should be something under seven thousand; but it is not so good that nearly three thousand of those should be from accidents. And it is not creditable that in a literate country eighty-five per cent of children in rural areas, and twenty-three per cent in urban areas, should be without library facilities.

Now these and other specific things that have come up and have been referred to this morning point in familiar directions: the need for more workers, more money; more organizations, voluntary and governmental, municipal and provincial, to which Dr. MacKenzie referred today; more work to enable you to use to the full the immensely rich opportunities for cross-fertilization which you have through the existence of these ten varied provinces with their wide autonomy and their great variety of experience, challenge, and experiment. In order that that wealth of experience can be made fully comparable, quite a lot of work, it was pointed out, needs to be done in making terminology and classification statistics comparable; much of it humdrum work, but work immensely needing to be done in order that you may reap the full benefit of this unusual and richly varied heritage.

And, of course, behind all that lies the sense, to which Dr. Murray Ross referred, that what is needed is not a little more here and a little more there, a little more money for this and a little more money for that, but a re-evaluation of the need — of the total need — in comparison with other needs to which money might be directed; a re-evaluation which would alter altogether the present order of magnitude, both in the allocation of funds and in the flow of individuals; a re-evaluation which will make this kind of work central, both through the allocation of money and in the choice of careers by young people. Such a re-evaluation is needed to free us from the uneasy sense — forgive my saying "us" but you make me forget that I am not a Canadian — that the Soviet Union invests in the future, invests in the imponderables, in the immaterial values of life, much more of its current resources than the world that calls itself free.

Now behind these areas of concern there was another, I think, at a deeper level, which was also referred to this morning. This is a sense of uncertainty about the family — uncertainty not about what we should like a family to do but about what it is realistic to expect the thin and impoverished family of today to do in present circumstances. And with that goes an uneasy sense of the gulf that divides the family and the institution. This gulf is being constantly filled by experimental work of most interesting kinds; work such as is done at the Montreal Children's Hospital and others, to bring family into hospital; work in developing hospitals — I am not sure how much of that occurs in Canada, it is a notable development in my own country, particularly in connection with mental illness — and so on.

As I said last Sunday, and I say it now with a much clearer sense of understanding, it may be that we are moving towards a new conception of what in the Moslem and the Hindu cultures you would call the "extended family"; a situation in which the additional resources, which in traditional civilizations are supplied by kinsmen and remote relatives, may be supplied through agencies by human beings who have come to mean just as much, and to enter just as closely into the nuclear family as do the more remote relations of the traditional families of other countries. That, I think, is a very worthy and notable ideal to keep in mind.

The consciousness of these areas of concern goes back with us; some of it stays with the committee which is meeting in this room this afternoon to consider action; some goes back with us — goes back to the organizations represented here; some goes into the common pot and disappears and what happens to it? These seeds are incubated with greater or less success largely in voluntary organizations. I do not think any analysis of the democratic process in this country, or any western country, could over-emphasize the importance of the voluntary organization as an incubator of what is going to be policy. All policy starts in somebody's head, but between their thoughts and the talk across the room between two or three people, and the day something gets into the statute book or more important, when something gets into the consciousness of sixteen million people, there remain many steps and many opportunities for seeds to die by the wayside, and it is through those periods that voluntary organizations exercise their precious function of incubation.

I think it is very important that those who work in voluntary societies should remember that their field of policy is always much wider, and often much more important, than their field of action. I am very glad that those who have come to this Conference have not hesitated to look beyond the field where they or fellow agencies could act, but have realized that concentrated in this room there is a consciousness of children, a realization of their needs, necessarily livelier, richer, and deeper than can be expected among a normal cross-section of the Canadian people; and that it is just as important that voluntary bodies should maintain and make known that picture — that understanding of the subject — as it is that they should get on with their own particular jobs.

Last year there was celebrated the centenary of one of the best documented "concerns" in history. A hundred years before, a certain Swiss businessman, M. Dunant, happened to be in the little town of Castiglione at the time when the casualties from the battle of Solferino flooded that little place. He, in common with other folk, took off his coat and did what he could to deal with this distress. Why that experience should have suggested to M. Dunant just what it did suggest rather than half a dozen other things it might have suggested, or nothing at all, nobody will ever know. But the fact remains that a hundred years later the Society to which M. Dunant's concern gave rise had eighty million members in seventy countries, and was powerful enough to force its way into the prison camps of a reluctant sovereign state. It is the International Red Cross.

So there is no doubt that this Conference in putting eggs into incubators has performed a real and important function. But the question is have we laid the right eggs? The three summings up showed that we have, in fact, laid far more eggs than we talked about. After all, this Conference is not a conference on child health, it is a conference on children. If we were talking about child health, we might perhaps have stayed on the level of Freud's famous operational definition of health — to be able to love and to work. But as we are talking not about child health but about children, we cannot exclude from our concern the haunting question — what will they love, and for what will they work? And it was very clear from the summings up today, and particularly from the beautiful summary that Monsignor Lussier gave, that this had been very much in the minds of everybody here. Monsignor Lussier gave a beautiful picture of what we would wish for the child — the child growing up in a partnership in which the need and the opportunity for responsible choice, the acceptance of this responsibility and the pride in it, is inculcated by example and practice from the earliest years; in which the school is concerned not merely with intellectual achievement but with encouraging the child to develop into a whole person, performing the function — as he put it — of a gardener; and in which society itself, the whole culture in which both children and adults are immersed, reinforces at every turn those values to which we should wish the growing generation to be committed. Well, I do not know how exactly that describes the state of affairs in Canada today. If there is a gap, there is an unmet need — but a need which no specific agency can fill.

Moreover, we have not only been talking about children as children. This Conference has really been also a conference, perhaps primarily, not only on children but on potential adults. We are not thinking only of children here and everywhere, we are also thinking in particular of the children who will man this country in 1980 and 1990 and 2000, and of what we owe them, not just as human beings but as the Canadians of the future, as those who are going to take over the destiny of this country in a particular critical time. What do we owe them?

Here the accepted answer is to say, how can we tell? What a changeful world it is, who knows what they will face! Let us just try to make them ready for anything and leave it at that. What nonsense that is! We know a great deal about the world in which today's babies are going to live. We know that it will be a world of predominantly coloured people, in which the largest nations of the world will not be white, in which the nations that are white will be in a minority in numbers and very likely in power, in influence, and in esteem. It is a world in which all the countries outside what we vaguely call the west will have taken over from the west their technology, but perhaps nothing else — almost certainly not their ideas of political democracy, still less their ideas of private enterprise, countries all of which will be run by a dedicated elite. In this world the Canadians of the future, as other western nations, will have to co-exist — to use the words of Dr. Laycock — with that acceptance and understanding which is necessary to communication. For his analysis of the conditions necessary for any understanding between the generations is just as true, when applied to international contact. And they will have to co-exist without arrogance. For who can say whether, in the long perspectives of history, seen from one or two centuries hence, it will have proved harder to liberalize the communist régimes or to socialize the western ones? We do not know. The western world will, we hope, have survived the economic revolution of disarmament on which its economy at present so greatly depends, and will therefore have learned either to live without that basic feature of its economy, or, to switch this gigantic block of public sector expenditure to some other purpose. Either of these will revolutionize its economic pattern.

In these great changes North America will have had to catch up a little, even on Europe, in its mental approach to the problems involved. For historical reasons, it has for many decades been possible and it is possible now, to discuss freely in England and in most European countries all the major issues raised by the problems of socialism and communism; to discuss, look at, and criticize, all existing institutions with complete freedom and without fear. I do not think that such freedom exists fully in North America. I do not think it exists fully, if a stranger may say so, even in Canada. And yet it must be created in order that there may be an atmosphere in which these countries can discuss the issues which concern them, because until they are relieved of the inhibition against thinking squarely about them, how can they take a view or adjust to them or even clearly plan their resistance? Seen from Europe, if I may say so, looking westward, we seem to see untouchable orthodoxes almost as frightening as when we look eastward. I think there will have to be a great slaughtering of sacred cows over here.

So we are not talking about any children; we are talking about a generation of children who are cast for one of the most important roles in the history of the world. And now let us remember that we are not talking just about North American children, we are talking about Canadian children. In this critical problem, which history has dealt to the North American continent, Canada has, I believe, a crucial role to play. It has in the past been trite to say that Canada could interpret between Britain or Europe on the one hand and America on the other. But this old saying takes on an altogether new meaning in the situation of today. It is a situation which I have tried to describe, expressing a personal view, which has not appeared on the surface in the course of our deliberations. And yet it is one which I am sure we should remember, because these young folk have been born in a great time, and they will have no ordinary fate, no ordinary responsibility, and they need no ordinary help. I am not pitying them — far from it. It is no bad thing to be born at a critical time. It is no bad thing to be born at a time when circumstances themselves will displace one's complacency, even if nothing else does. It is no bad thing to be born at a time when commitments will be forced on you, if you do not take them yourself, because we all know, although we read and commend documents setting out the rights of children, that what will make their lives meaningful to them, as well as to others, is the commitments they undertake and not the rights that are assured to them. So I am in no way commiserating them. I am only remembering that in our thinking of what they need and what we owe the children, we should bear in mind the very special fate and responsibility that destiny has reserved for them.

The other thing we should remember, of course, is that after all at present they are still in their cradles, and we are still here. So the ball is still with us.

Discours de clôture

SIR GEOFFREY VICKERS, V.C.

Les personnes qui composent l'auditoire d'un congrès me font toujours penser aux phoques que se pressent sur une banquise. Nous nous groupons par centaines, nous nous berçons au soleil, nous exposons nos idées en toute liberté, notre vue porte très loin, mais il nous est impossible d'agir. Il nous faudra, pour agir, retourner dans les flots verts où nous gagnons notre existence, où nous serons de retour la semaine prochaine, où nous prendrons nos ébats à la nage, goûtant toute la joie de l'action, mais ne voyant tout juste que ce qui est devant nous. C'est un aspect de la situation humaine que nous partageons avec les phoques mais avec peu d'autres animaux, et il faut que nous l'acceptions. L'accepter signifie réaliser que nous sommes libres de deux mondes, que nous ne pouvons être entièrement satisfaits dans aucun et que nous ne pouvons posséder les deux ensemble, mais que nous pouvons utiliser l'un pour éclairer l'autre. Ainsi donc, la question à se poser, au moment où nous nous séparons, est de savoir ce que nous rapportons de la banquise dans les eaux vertes.

Tout d'abord, je crois que nous revenons rééduqués, éclairés et changés, parce que c'est le principal, quelquefois le seul, souvent le plus important bénéfice que produit tout congrès. En second lieu, nous rapportons une connaissance de ce que nous en sommes venus à appeler les questions épineuses, qui se sont dégagées lentement à la suite de nos discussions et sont devenues évidentes ce matin lorsqu'elles furent résumées par nos trois rapporteurs. Je ne me propose pas de répéter ce qu'ils ont affirmé, bien que j'y ferai parfois allusion.

En faisant le partage du travail, nous avons touché des points difficiles qui ne tombaient pas d'une façon claire sous des groupes d'âge précis; nous les avons rejetés dans une catégorie appelée « le pot pourri » dont j'ai accepté la responsabilité. Quelques-uns de ces points sont importants, j'y ferai allusion. On se rend bien compte que, dans plus d'un domaine, on n'a pas pourvu aux besoins des enfants hors cadre aussi bien que nous l'aurions voulu. Je crois qu'il y a accord parfait au sujet de ce que j'ai dit dans mon discours d'ouverture; je veux dire qu'un enfant soit anormal ou hors cadre dans l'une ou l'autre direction ne dépend pas autant de l'enfant que de la situation et des arrangements que nous faisons pour lui. Ainsi, l'anormalité est plus un reproche envers les arrangements qui existent dans nos institutions qu'une appelation de quelque chose de particulier à l'enfant. Ce devrait être normal pour nous de nous occuper des enfants hors cadre, qu'ils soient surdoués ou handicapés ou instables. Le projet concernant l'enfant instable a mis cette question en vedette comme un domaine dont les besoins n'ont pas été comblés, en tout cas pas au degré où ils auraient pu ou dû l'être.

Nous avons relevé ici et là d'autres déficiences. C'est un fait digne de remarque que, dans l'ensemble de la jeune population d'au-dessous de vingt ans, dans ce grand pays, le nombre total de décès annuels provenant de toutes causes est de l'ordre d'un peu moins de sept mille; mais il est plus lamentable de constater que près de trois mille d'entre eux proviennent d'accidents. Et il n'est pas à l'honneur d'un pays où fleurit l'instruction que quatre-vingt cinq pour cent des enfants des districts ruraux et vingt-trois pour cent des régions urbaines manquent de bibliothèques.

Ces choses et d'autres remarques bien spécifiques, venues sur le tapis et auxquelles on a référé ce matin, proviennent de causes bien connues : un besoin impérieux de main-d'œuvre; plus d'argent des organisations plus nombreuses bénévoles et gouvernementales, municipales et provinciales, auxquelles le docteur MacKenzie a fait allusion aujourd'hui; de travail plus abondant pour vous rendre capable d'utiliser à leur maximum les occasions précieuses de féconds échanges que vous procure l'existence de ces dix provinces, investies de leur autonomie complète et de la variété de leur expérience, de leur invitation à des réalisations stimulantes. Si l'on veut que cette riche expérience puisse être profitable à pleine capacité, a-t-on remarqué, il y a à faire un travail considérable de terminologie et de statistiques de classification comparatives dont une partie est du travail monotone, mais un travail qu'il faut entreprendre à tout prix si l'on veut tirer le plus grand profit de cet héritage riche et varié.

Et, naturellement, derrière tout cela se trouve l'idée à laquelle le docteur Murray Ross a fait allusion, c'est-à-dire que ce dont nous avons besoin ce n'est pas un peu plus ici et un peu plus là, un peu plus d'argent pour ceci et un peu plus d'argent pour cela, mais d'une réévaluation des besoins complets comparés aux autres besoins auxquels l'argent peut être affecté. Cette évaluation intervertirait l'ordre d'importance, à la fois en ce qui concerne l'allocation des fonds et quant à l'abondance des individus; évaluation qui rendra central ce genre de travail, par l'allocation de l'argent et dans le choix de carrières par les jeunes gens.

Nous avons besoin d'une telle réévaluation afin de nous libérer de cette idée gênante — pardonnez-moi de dire « nous », mais vous me faites oublier que je ne suis pas Canadien — à l'effet que l'Union soviétique fait des placements pour l'avenir sur des impondérables, dans les valeurs immatérielles de la vie, beaucoup plus de ses ressources courantes que le monde qui se donne l'appellation de « monde libre ».

Derrière ces problèmes qui nous préoccupent, il y en a un autre auquel, à un niveau plus profond, on a de nouveau fait allusion ce matin. Il s'agit d'un sentiment d'incertitude au sujet de la famille — incertitude non pas concernant ce que nous voudrions que la famille fît, mais au sujet de ce qui est normal d'attendre de la famille faible et appauvrie de nos jours dans les circonstances. A ceci s'ajoute un sentiment de malaise devant le vide qui sépare la famille de l'institution. Ce vide est constamment comblé par des travaux d'expériences dans le travail, et des plus intéressants. On fait du travail de ce genre au Montreal Children's Hospital et ailleurs, afin d'amener la famille à l'hôpital. Il se fait un effort pour le développement des hôpitaux — je me demande dans quelle proportion cela se produit au Canada — c'est un développement digne de remarque dans mon propre pays, surtout en ce qui concerne les maladies mentales et ainsi de suite.

Comme je l'ai dit dimanche dernier — et je le répète maintenant avec une conviction beaucoup plus éclairée — il peut se faire que nous nous dirigions vers une nouvelle conception de ce que, dans les cultures mahométane et hindoue, l'on désignait sous le nom de « famille au sens large »; c'est une situation dans laquelle les ressources supplémentaires qui, dans les civilisations traditionnelles sont fournies par les parents proches et les parents éloignés, peuvent être fournies par l'entremise d'agences par des êtres humains qui en sont arrivés à signifier tout juste autant, et à entrer tout aussi étroitement dans la famille nucléaire que ne font les parents les plus éloignés des familles traditionnelles des autres pays. Cela, je pense, est un idéal très élevé et important à garder dans notre esprit.

La connaissance de ces questions restera dans notre pensée lorsque nous serons revenus chez nous; cependant une partie de cet état de conscience séjourne dans le comité qui se réunit dans cette salle cet après-midi afin de considérer des moyens d'action. Nous rapportons

avec nous une part de cette connaissance dans les associations représentées ici; cette sagesse est enfouie dans le trésor commun et disparaît; puis, qu'en arrive-t-il ? Ces semences germent plus ou moins
lentement, principalement au sein des organisations libres. Je ne crois
pas qu'aucune analyse de la démocratie dans ce pays, ou dans tout
autre pays de l'ouest, puisse exagérer l'importance de l'organisation
libre comme le lieu de germination de ce qui va devenir la pratique à
suivre. Tout système prend naissance dans une intelligence, mais entre
les pensées et la conversation qui s'engagent entre deux ou trois
personnes dans une salle, et le jour où l'on en arrive à insérer au livre
des statuts quelque décision, ou ce qui est plus important, qu'une
notion pénètre dans l'esprit de seize millions de personnes, il reste de
nombreuses étapes à parcourir et de grands risques que la semence ne
meurt au bord de la route. C'est en franchissant ces diverses périodes
que les organisations libres exercent leur précieuse fonction ou rôle
de germination.

A mon avis, il est très important que ceux qui travaillent dans les
sociétés libres se souviennent que l'étendue de leur programme est
toujours beaucoup plus vaste, et souvent beaucoup plus importante
que leur champ d'action. Je suis très heureux que les participants à ce
congrès aient hésité à regarder au-delà du domaine où eux, ou les
associations semblables aux leurs, pourraient travailler, mais ont réalisé
qu'il y a dans cette salle un groupe de personnes qui connaissent la
nature des enfants, ont la notion précise de leurs besoins, connaissance
nécessairement plus vivante, plus riche et plus profonde que celle que
l'on s'attendait de trouver dans un groupe canadien ordinaire choisi
géographiquement. Il est donc tout aussi important que les associations
libres maintiennent et répandent la connaissance de cet état de choses
— cette intelligence du sujet — comme ce l'est qu'ils continuent leurs
propres emplois particuliers.

L'année dernière, on célébra le centenaire de l'une des « maisons
d'affaires » les mieux documentées qui aient existé dans l'histoire. Il y
a cent ans, un certain homme d'affaires suisse, M. Dunant, se trouvait
dans la petite ville de Castiglione au moment où les blessés provenant
de la bataille de Solférino inondaient le petit endroit. Lui et un
groupe d'autres personnes se mirent à l'oeuvre et firent tout ce qu'ils
purent pour soulager cette détresse. Personne ne saura jamais pourquoi
cette expérience suggéra à M. Dunant la formule qu'il choisit plutôt
qu'une demi-douzaine d'autres qu'il aurait pu suggérer, ou rien du
tout. Mais un fait demeure incontestable, c'est qu'un siècle plus tard,
la société à laquelle l'intérêt de M. Dunant donna naissance possédait

quatre-vingt millions de membres dans soixante-dix pays, et avait assez de pouvoir pour se faire ouvrir les portes des camps de prisonniers d'un puissant état qui répugnait à le faire : c'est la Croix-Rouge.

Par conséquent, il n'existe aucun doute que ce congrès a accompli un rôle véritablement important en mettant ses oeufs dans des incubateurs. Les trois compte-rendus que nous avons entendus ont démontré que nous avons, de fait, pondu beaucoup plus d'oeufs que nous n'avions promis. Après tout, ce congrès n'est pas un congrès sur la santé de l'enfant, mais bien un congrès sur l'enfance. Si nous traitions de la santé de l'enfant, nous aurions pu demeurer au niveau de la fameuse définition pratique de la santé par Freud — être capable d'aimer et de travailler. Mais, comme nous parlons, non de la santé des enfants mais des enfants, nous ne pouvons pas exclure de notre pensée la question qui nous hante — qu'aimeront-ils et pour qui travailleront-ils ? Et il me semble évident, à en juger par les compte-rendus présentés aujourd'hui, et tout spécialement par le magnifique résumé présenté par Monseigneur Lussier, que ceci avait préoccupé les esprits de tous ceux présents ici. Monseigneur Lussier a brossé un magnifique tableau de ce que nous désirons pour l'enfant; l'enfant qui grandit dans une ambiance où il a la possibilité et l'occasion de faire un choix libre, où il accepte de porter cette responsabilité avec fierté et reçoit un enseignement inculqué par l'exemple et la pratique dès les premiers jours de sa tendre enfance. L'école a ici un rôle à jouer, non seulement en ce qui concerne le rendement intellectuel mais en encourageant l'enfant à développer toute sa personnalité; elle accomplit une fonction de jardinier, pour employer le terme de Monseigneur, et dans laquelle la société elle-même — toute la culture dans laquelle baignent les enfants et les adultes — vient à chaque instant renforcer ces valeurs auxquelles nous devrions désirer voir la génération montante engagée. Eh bien, je ne sais pas avec quelle exactitude ceci décrit l'état des affaires au Canada en ce moment. S'il y a une lacune, il y a un besoin en souffrance, besoin qu'aucune organisation déterminée ne peut remplir.

De plus, nous n'avons pas seulement parlé des enfants comme enfants. Ce congrès a véritablement été aussi une conférence, en premier lieu peut-être, traitant non seulement des enfants mais d'adultes éventuels. Nous ne songeons pas seulement aux enfants d'ici et de partout, nous pensons aussi en particulier aux enfants qui dirigeront ce pays en 1980, en 1990 et en l'an 2000, à ce que nous leur devons, pas seulement comme à des êtres humains mais comme aux

Canadiens de l'avenir, comme à ceux qui vont prendre en mains la destinée de ce pays dans une période particulièrement critique. Quel est notre devoir envers eux ?

La réponse appropriée ici consiste à dire : comment le saurions-nous ? Dans quel monde changeant vivent-ils ! A quelles situations auront-ils à faire face ? Essayons seulement de les préparer à toute éventualité et tenons-nous-en à cela. Quelle folie est-ce ! Nous possédons de grandes connaissances du monde dans lequel les bébés d'aujourd'hui vont vivre. Nous savons qu'il sera un univers à prédominance de personnes de couleurs, dans lequel les nations les plus populeuses du monde ne seront pas blanches, dans lequel les nations blanches seront en minorité quant au nombre et très vraisemblablement quant au pouvoir, à l'influence et au prestige. C'est un monde dans lequel tous les pays, en dehors de ce que nous appelons vaguement l'ouest, auront pris à l'ouest sa technologie, mais peut-être rien d'autre. Il est presque certain qu'ils ne leur prendront pas leurs idées politiques de démocratie, encore moins leurs idées de libre entreprise, et des pays qui seront tous dirigés par une élite dévouée. Les Canadiens de l'avenir, ainsi que les autres nations de l'ouest, devront coexister dans ce monde et, pour employer les paroles du docteur Laycock, avec le consentement et la compréhension nécessaires aux bons procédés dans les relations. Car, son analyse des conditions nécessaires à toute compréhension entre les générations est tout aussi vraie, lorsqu'elle s'applique aux relations internationales. Et il faudra qu'elles coexistent sans arrogance. Qui, en effet, peut dire si, dans de longues périodes d'histoire, vues à un ou deux siècles de cette date, il ne sera pas avéré plus difficile de rendre plus libéraux les régimes communistes ou de rendre socialistes ceux de l'ouest ? Nous ne le savons pas. Le monde de l'ouest aura survécu, nous l'espérons, à la révolution économique du désarmement de laquelle son économie dépend en si grande partie en ce moment; il aura, par conséquent, appris, soit à vivre sans ce trait fondamental de son économie, soit à aiguiller ce bloc gigantesque du secteur des dépenses publiques à quelque autre fin. L'un ou l'autre de ces régimes créera une révolution dans le système économique.

Dans ces importants changements, l'Amérique du Nord devra se mettre à la page quelque peu, même gagner sur l'Europe, quant à la manière ou au concept mental de traiter les problèmes qui y sont rattachés. Pour des raisons historiques, on a pu, pendant de nombreuses décades, et on peut encore maintenant discuter librement en Angleterre et dans la plupart des pays européens, de toutes les questions importantes soulevées par les problèmes du socialisme et du communisme. On a pu discuter, regarder, critiquer toutes les institutions en toute liberté et sans crainte. Je ne crois pas qu'une telle liberté existe en toute plénitude en Amérique du Nord. Je ne crois pas qu'elle existe pleinement, s'il est permis à un étranger de parler ainsi, même au Canada. Et cependant, il faut en arriver là, afin qu'il puisse y avoir une atmosphère dans laquelle ces pays puissent discuter les questions qui les intéressent, parce que tant qu'ils ne seront pas débarrassés de la défense de penser, en toute liberté, à certains sujets, comment pourront-ils les examiner ou les adapter ou même tracer clairement un programme pour y résister ? De l'Europe, si je puis ainsi parler, jetant mon regard vers l'ouest, il nous semble voir des orthodoxes intouchables presque aussi effrayants que lorsque nous regardons du côté de l'est. Je crois qu'il y aura inévitablement un grand massacre de vaches sacrées dans notre milieu.

Donc, nous ne parlons pas de n'importe quels enfants, mais bien d'une génération d'enfants qui sont destinés à jouer l'un des rôles les plus importants dans l'histoire du monde. Et maintenant, souvenons-nous que nous ne parlons pas seulement des enfants de l'Amérique du Nord, mais nous parlons des enfants du Canada. Dans ce problème critique que l'histoire a apporté au continent Nord américain, le Canada a, je crois, un rôle définitif à jouer. Dans le passé, cela a été une expression rebattue que de dire que le Canada pouvait interpréter entre la Grande-Bretagne ou l'Europe, d'une part, et l'Amérique, d'autre part. Mais ce vieux diction prend un sens entièrement différent dans la situation présente. C'est une situation que j'ai tenté d'expliquer, exprimant une opinion personnelle, laquelle n'a pas surgi à la surface au cours de nos délibérations.

Et cependant, c'en est une dont, j'en suis certain, nous devrions nous souvenir, parce que ces jeunes gens sont nés dans une époque de grandeur; leur sort ne sera pas banal, leur responsabilité pas commune et ils ont besoin d'une aide plus qu'ordinaire. Je ne les plains pas, loin de là. Il n'y a rien à regretter si l'on est né dans une période critique, où les circonstances elles-mêmes viennent déranger nos goûts, à défaut d'autre cause. Ce n'est pas mauvais d'être né à une époque où l'on est contraint de s'engager, si on ne le fait pas de plein gré, car nous savons tous, bien que nous lisions et que nous recommandions des documents exposant les droits des enfants, que ce qui rendra leurs existences significatives à leurs yeux aussi bien qu'à ceux des autres, ce sont les engagements qu'ils prennent et non pas les droits qui leur sont assurés.

Par conséquent, je ne me sens pas porté à la pitié envers eux, me souvenant seulement que, en songeant à ce dont ils ont besoin et à ce que nous devons aux enfants, nous devrions nous rappeler le sort très spécial et la responsabilité que la destinée leur a réservés.

L'autre point dont il faut se souvenir, naturellement, c'est qu'après tout, ils sont en ce moment encore dans leurs berceaux, et que nous sommes encore ici. Donc, il nous appartient de mettre l'œuvre en branle.

Epilogue

THE FIRST CANADIAN CONFERENCE ON CHILDREN has come and gone. The years of planning, study, and fund-raising reached a crescendo in October, 1960, in the beautiful Laurentians in the province of Quebec. The experience of this Conference will mean many things to different people. One thing, on which all seemed to agree, was that a new spirit of dedication was born; a dedication to facilitate multi-disciplinary relationships within all professions to ensure that the Canadian child receives the best possible in understanding, care, training, and treatment.

The first Conference was a beginning, albeit a most auspicious one. Much lies ahead to be done — the future is teaming with demands. How to meet the challenge ahead and prepare for the next Conference will be one of the concerns of National and Provincial Committees.

In a spirit of confidence that much will be accomplished we now look forward to the next five years.

LA PREMIÈRE CONFÉRENCE CANADIENNE DE L'ENFANCE a eu lieu et est maintenant chose du passé. Les années d'organisation, d'études et de prélèvement de fonds atteignirent leur point culminant en octobre 1960 dans les Laurentides, ces très attrayantes montagnes de la province de Québec. L'expérience qui dérive de cette conférence aura une signification variée suivant les diverses personnes. Mais une chose sur laquelle tous sont tombés d'accord, c'est qu'il y a eu un souffle nouveau de dévouement qu'on a constaté; dévouement pour faciliter les relations entre toutes les professions afin d'assurer que le jeune Canadien reçoive ce qu'il y a de mieux en fait d'enseignement, de soins, de formation et de traitements.

La première Conférence n'a été qu'un début, bien qu'elle ait commencé sous les meilleurs auspices. Il reste devant nous beaucoup à faire, car l'avenir regorge de besoins. Comment pourrons-nous faire face à la situation à venir et comment nous préparer à la Conférence suivante constituera l'une des préoccupations des comités provinciaux et du comité national.

C'est dans un esprit de confiance que l'on accomplira de grandes choses et que nous envisageons les cinq prochaines années.

APPENDIXES

APPENDICES

BUSINESS MEETING

AT A BUSINESS MEETING held in the afternoon of October 6, 1960, at the Chantecler Hotel at Ste Adèle, it was moved, seconded, and carried, that a second Canadian Conference on Children be held in 1965.

It was also moved, seconded, and carried, that a continuing national organization be established and that the provinces be encouraged and assisted to continue the provincial committees.

To implement these decisions the executive of the Steering Committee of the 1960 Conference was named as a continuing committee, to act as a nominating committee to ensure the re-organization and to call a general meeting at which a new Board of Directors would be elected.

REUNION ADMINISTRATIVE

LORS D'UNE RÉUNION tenue dans l'après-midi du 6 octobre 1960 à l'Hôtel Chantecler à Sainte-Adèle, Québec, on proposa qu'une deuxième Conférence canadienne de l'Enfance se tienne en 1965; cette proposition fut secondée et approuvée.

Il fut aussi proposé, secondé et approuvé que l'on établisse une organisation nationale et que les provinces soient encouragées et priées de venir aider ces comités provinciaux à continuer leur travail.

Afin de mettre à exécution ces propositions, l'exécutif du comité de direction de la Conférence de 1960 fut nommé à titre de comité permanent afin d'agir comme comité de nomination dans le but d'assurer la réorganisation et la convocation d'une assemblée générale au cours de laquelle un nouveau comité de directeurs serait élu.

BIBLIOGRAPHY OF CO-OPERATING ORGANIZATION SUBMISSIONS[1]

ASSOCIATION OF JUNIOR LEAGUES OF AMERICA (Junior League of Toronto), "A Survey of Grossly Retarded Children in the Care of the Children's Aid Society of Metropolitan Toronto," by Else K. Palter, Ph.D., May, 1958.

CANADIAN ASSOCIATION OF SOCIAL WORKERS, "Submission to the Canadian Conference on Children."

CANADIAN CATHOLIC CONFERENCE, submission to the Canadian Conference on Children compiled from the Proceedings and Addresses of the *Seventh Annual Catholic Social Life Conference*, "The Christian Family Apostolate."

CANADIAN CONFERENCE ON CHILDREN, "Indian and Eskimo Children."

CANADIAN CONFERENCE ON EDUCATION, "General Report and Program 1959."

CANADIAN DENTAL ASSOCIATION, "Dental Conditions Adversely Affecting the Health of Children."

THE CANADIAN HEARING SOCIETY, "A Conservation of Hearing Programme."

THE CANADIAN HOME AND SCHOOL AND PARENT-TEACHER FEDERATION, "Canadian Family Study 1957-60."

CANADIAN JEWISH CONGRESS, "The Redeemed Children," by Ben Lappin.

CANADIAN JUNIOR RED CROSS, "Submission to the Canadian Conference on Children."

CANADIAN MENTAL HEALTH ASSOCIATION, "Parent Education in Canada."

THE CANADIAN NURSES' ASSOCIATION, "Statement."

FEDERATED WOMEN'S INSTITUTES OF CANADA, "Submission to the Canadian Conference on Children."

THE SALVATION ARMY, "A Report to the Canadian Conference on Children 1960 by the Salvation Army Headquarters for Canada."

VICTORIAN ORDER OF NURSES FOR CANADA, "Information on Victorian Order Care to Children under Fifteen Years of Age."

[1]Copies of the above documents, submitted by co-operating organizations as background material, are available from the Conference office, Suite 114, 31 Alexander Street, Toronto 5, Ontario.

BOARD OF DIRECTORS

Mrs. Margery R. King, Ph.D. (Psychology), Toronto
Miss Jean MacLennan, M.D., D.P.H. (Public health practice), Vancouver
M. Sam Rabinovitch, Ph.D. (Psychology), Montreal
Mrs. Lorna Sparrow, B.A. (Rehabilitation), Montreal
Kurt P. Swinton, M.Sc., P.Eng., Toronto

ADVISORY COMMITTEE

Chairman: John F. McCreary, M.D. (Dean of Medicine), Vancouver
Vice-chairman: C. E. Hendry, M.A., M.H. (Social work), Toronto
Vice-chairman Samuel R. Laycock, M.A., M.Ed., Ph.D. (Education), Saskatoon

H. K. Brown, D.D.S., D.D.P.H., F.A.C.D., M.R.S.H.(England) (Dentistry), Ottawa
A. L. Chute, O.B.E., M.A., M.D., Ph.D., F.R.C.P.(C). (Paediatrics), Toronto
R. E. G. Davis, M.A., D.Sc.Soc. (Laval), LL.D. (U.B.C.) (Sociology), Ottawa
Mrs. J. M. C. Duckworth (Adult education), Halifax
Father Albert Gagnon, o.f.m. cap., Ph.L. (M.A.) (Education), Quebec
Wm. A. Hawke, M.D., F.R.C.P.(Lond.), F.R.C.P.(C) (Neurology and psychiatry), Toronto
Cleve Kidd (Labour), Toronto
W. Line, O.B.E., B.Sc., M.A., M.Ed., Ph.D. (Psychology), Toronto
F. P. McInnis, M.D. (Gynaecology and obstretrics), Toronto
Miss Margaret E. Nix, B.A., M.P.H., Ph.D. (Health education), Montreal
L. P. Patterson, M.A., Ed.D. (Education), Montreal
Alan Ross, M.D., C.M., F.R.C.P.(C) (Paediatrics), Montreal
Albert Royer, M.D., F.R.C.P.(E) (F.I.S.H.) (Medicine), Montreal
R. Alex Sim, M.A. (Sociology), Ottawa
Miss Bessie Touzel, Social Work Diploma (Social work), Toronto
Mrs. Norma Ford Walker, Ph.D., F.R.S.C. (Genetics), Toronto
Mrs. Jeanne D'Arc Lemay Warren, B.A., LL.L. (Law), Montreal
Miss Jean F. Webb, M.D., D.P.H. (Paediatrics), Ottawa

REGISTRANTS

Dr. Otto Klineberg, Graduate Program in Social Psychology, Columbia University, New York, U.S.A.

Sir Geoffrey Vickers, V.C., Chairman, Research Committee of the British Mental Health Research Fund, England

Dr. Alfred Washburn, Director, Child Research Council, University of Colorado School of Medicine, Denver, Col., U.S.A.

British Columbia

Bernard R. Blishen, Professor, Department of Sociology, University of British Columbia

Miss L. Carscadden, Supervisor, Family Service Agency, Vancouver

Mrs. Helen E. Currie, Former teacher, Vancouver

Miss Grace Dolmage, Professor, Faculty and College of Education, University of British Columbia

Miss Monica Frith, Public health nurse, Victoria

Mrs. Mary A. Hill, Social work, Vancouver

Miss Ann Jenkins, Supervisor of Nursing Health Centre for Children, Vancouver

Dr. David Kendall, Psychologist; Director, Speech and Hearing Programme, Health Centre for Children, Vancouver

Dr. N. A. M. MacKenzie, President, University of British Columbia, Vancouver

Russell K. MacKenzie, Director, Training Programme for Special Counsellors, Vancouver School Board, Vancouver

Dr. Jean M. MacLennan, Director, Health Unit, Metropolitan Health Committee, Vancouver

Dr. J. F. McCreary, Dean of Medicine, University of British Columbia

Miss Ruby McKay, Social Work; Superintendent of Child Welfare, Victoria

Dr. Kaspar D. Naegele, Sociologist, Department of Anthropology and Sociology, University of British Columbia

Dr. John H. Read, Paediatrics and Preventive Medicine; Child Health Programme, Faculty of Medicine, University of British Columbia

Mrs. Grace Shaw, Writer, West Vancouver

Miss Marjorie Vivien Smith, Supervisor, Family Life and Group Development Service, Department of Extension, University of British Columbia

Dr. James A. Taylor, Physician; Deputy Provincial Health Officer, Victoria

Rev. James M. Taylor, Minister, East Burnaby United Church, Burnaby

E. F. Watson, Social Work; Community Chest and Council, Family and Child Welfare Division, Vancouver

Alberta

Mrs. C. Addy, Executive Director, Calgary Family Service Bureau, Calgary

Mrs. J. C. Bailey, Nursing Consultant in Maternal and Child Health, Division of Public Health Nursing, Edmonton

T. D. Baker, Deputy Superintendent of Schools, Edmonton Public School Board, Edmonton

D. R. Cameron, Co-ordinator of Teacher Education, Department of Education, Edmonton

Mrs. J. G. Cameron, Voluntary worker, parent education and mental health fields, Calgary

Dr. C. R. Castaldi, Professor of Dentistry, Faculty of Dentistry, University of Alberta, Edmonton

Dr. S. C. T. Clarke, General Secretary, Alberta Teachers' Association, Edmonton

David Critchley, Social worker, Council of Community Services, Edmonton

Miss Muriel Gentleman, Teacher and Assistant School Director, Lethbridge

Mrs. S. B. Laing, Teacher, Calgary

Dr. J. K. Martin, Professor and Director, Department of Paediatrics, University Hospital, Edmonton

Dr. E. S. Orford Smith, Director, Local Health Services, Department of Public Health, Edmonton

Saskatchewan

W. G. Bates, Supervisor of Guidance and Special Education, Saskatchewan Department of Education, Regina

Miss M. E. Battel, Director, Child Welfare Branch, Saskatchewan Department of Social Welfare and Rehabilitation, Regina

Dr. Stanley C. Best, Director of Child Health, Saskatchewan Department of Public Health, Regina

Dr. G. H. Holman, Paediatrician, University Hospital, Saskatoon

Dr. Samuel R. Laycock, Dean Emeritus of Education, University of Saskatchewan, Saskatoon

Professor John W. Paul, Teacher, Department of Education, University of Saskatchewan

Mrs. Hester Shulver, Housewife, Woodrow

Dr. Alex Stephen, Child psychiatrist; Director, MacNeill Clinic, Saskatoon

Mrs. A. B. Vancleave, Homemaker, Saskatoon

Manitoba

Dr. James L. Asselstine, Director, Child Guidance Clinic of Greater Winnipeg, Winnipeg

J. A. Carmichael, Director of Rehabilitation Services, Society for Crippled Children and Adults, Winnipeg

VERY REV. N. J. CHARTRAND, Chancellor, Archdiocese of Winnipeg, Winnipeg

MISS ANNE DUMOULIN, Executive Director, Welfare Council of Greater Winnipeg, Winnipeg

MISS MARY EASTERBROOK, Faculty, School of Social Work, University of Manitoba, Winnipeg

DR. WALLACE GRANT, Paediatrician and Child Psychiatrist, Children's Hospital, Winnipeg

ALFRED J. KITCHEN, Director of Corrections, Department of the Attorney-General, Province of Manitoba, Winnipeg

DR. WM. H. LUCOW, Professor, Faculty of Education, University of Manitoba, Winnipeg

MISS L. MACKENZIE, Director, Public Health Nursing, City of Winnipeg

DR. HARRY MEDOVY, Professor of Paediatrics, Children's Hospital, Winnipeg

EDWARD F. MOSCOVITCH, Social work; Executive Director, Jewish Child and Family Service, Winnipeg

MRS. NAN MURPHY, Manager, Industrial Workshop, Society for Crippled Children and Adults of Manitoba, Winnipeg

DR. ELLA PETERS, Director of Maternal and Child Health, Manitoba Department of Health and Welfare, Winnipeg

RÉNÉ PREFONTAINE, St. Pierre

W. E. RAAFLAUB, Executive Secretary, Y.M.C.A., Winnipeg

W. HENRY ROGERS, Social work, Children's Aid Society, Winnipeg

MRS. NELLIE MCNICHOL SANDERS, Judge, Juvenile Court and Family Court, Winnipeg

MISS SYBIL F. SHACK, Principal, Lord Roberts School, Winnipeg

MISS NETTIE SIEMENS, Assistant Librarian, Winnipeg Public Library, Winnipeg

E. W. SOMERS, Agrologist, 4H Club Division, Extension Services, Department of Agriculture, University of Manitoba

DR. GORDON M. STEPHENS, Psychiatrist, Winnipeg

MISS DOROTHY THOMPSON, Social work; Director of Social Services, Children's Hospital, Winnipeg

A. D. THOMSON, Assistant Superintendent, The Winnipeg School Division No. 1, Winnipeg

DR. MORGAN W. WRIGHT, Clinical psychologist, Winnipeg General Hospital, Winnipeg

Ontario

MISS DOROTHY L. ADAMS, Supervisor, Public Health Nursing, Fort William and District Health Unit, Fort William

MRS. C. R. ARCHIBALD, Toronto

DR. KEITH S. ARMSTRONG, Executive Director, Canadian Council for Crippled Children and Adults, Toronto

JUDGE HUGH C. ARRELL, Juvenile and Family Courts of the County of Wentworth, Hamilton

DR. J. D. ATCHISON, A/Superintendent, Thistletown Hospital, Thistletown

Mrs. J. Bennich, Social work; National Council, Y.W.C.A., Toronto

Dr. R. G. Berry, Psychologist, Peterborough Civic Hospital, Peterborough

Miss Isabel Black, Director, Division of Public Health Nursing, Ontario Department of Health, Toronto

Rev. Swithun Bowers, Director, School of Social Welfare, Saint Patrick's College, Ottawa

L. W. Brockington, C.M.G., Q.C., Rector, Queen's University, Kingston

W. H. Bury, Director, Child Welfare, Ontario Department of Public Welfare, Toronto

W. G. Calloway, Y.M.C.A., Hamilton

Dr. G. D. W. Cameron, Deputy Minister of National Health, Ottawa

Dr. A. L. Chute, Professor of Paediatrics, University of Toronto

Frank J. Clute, Guidance Section, Ontario Department of Education, Toronto

Miss Louise Colley, Director, Simcoe County Recreation Service, Barrie

Mrs. Charles Connolly, Social worker, Toronto

Miss Joyce Cornish-Bowden, Education; Institute of Child Study, Toronto

Miss E. Cryderman, Director of Public Health Nurses, Toronto

R. E. G. Davis, Executive Director, Canadian Welfare Council, Ottawa

Dr. G. F. Davidson, Deputy Minister, Department of Citizenship and Immigration, Ottawa

G. D. Deshield, Psychologist; Department of Health, Mental Health Clinic, Hamilton

Mrs. V. E. Dickson, Toronto

Miss Sheila Egoff, Librarian, Canadian Library Association, Ottawa

Rev. Frank Fidler, Board of Christian Education, United Church of Canada, Toronto

Douglas Finlay, Executive Director, Protestant Children's Village, Ottawa

Dr. Norma Ford Walker, Professor of Human Genetics and Director of Genetics, Hospital for Sick Children, Toronto

Mrs. Nan Foster, Institute of Child Study, Toronto

Rev. F. French, Almonte, Ontario

Dr. R. Gerstein, Psychologist, Toronto

J. G. Glassco, Executive Vice-President and Director, Brazilian Traction Light and Power Co., Toronto

Mrs. Louis Greenberg, Chairman, Citizens Committee on Children, Ottawa

Dr. W. A. Hawke, Associate Professor of Paediatrics and Director, Neurological and Psychiatric Services, Hospital for Sick Children, Toronto

Mrs. Ruth Haythorne, Religious education director, Ottawa

C. E. Hendry, Director, School of Social Work, University of Toronto, Toronto

Mrs. Helen R. Hewson, Canadian Home and School and Parent-Teacher Federation, Toronto

Miss Nora Hicks, Ottawa

Miss Joyce Hickling, Registered nurse, Canadian National Institute for the Blind, Toronto

Mrs. H. P. Hill, Writer, Ottawa

Miss Florence Hutner, Executive Vice-President, United Jewish Welfare Fund of Toronto, Toronto

Mrs. A. L. Kassirer, Chairman, Toy-Testing Committee, Ottawa

Dr. Margery R. King, Psychologist; Director, Education and Training, Canadian Mental Health Association, Toronto

Dr. W. Line, Department of Psychology, University of Toronto

Miss E. McBride, Social work; Catholic Women's League, Toronto

Miss Kate Macdonnell, Social worker, Welfare Council of Ottawa, Ottawa

Mrs. H. G. McLarnon, Peterborough

Ernest Majury, Manager, Family and Children's Services, Brampton

Mrs. Freda Manson, social work; Social Planning Council of Metropolitan Toronto, Toronto

Miss Dorothy Marshall, Director of Public Health Nursing, Department of Health, Hamilton

Miss Dorothy A. Millichamp, Child psychologist; Associate Professor, Institute of Child Study, University of Toronto

Rev. J. T. Moncion, o.m.i., Director, The Catholic Centre, University of Ottawa, Ottawa

Hon. J. Waldo Monteith, Minister of Health and Welfare, Department of National Health and Welfare, Ottawa

Dr. Margaret L. Northway, Psychologist, Toronto

Terence O'Brien, Social work; Children's Aid Society, Cornwall

Miss Helen Palmer, Nursing Office, Hospital for Sick Children, Toronto

Dr. K. F. Prueter, Education; Superintendent of Public Schools, Township of Etobicoke, Etobicoke

Dr. J. C. Rathbun, Professor of Paediatrics, University of Western Ontario, London

Mme S. Riendeau, Secrétaire, Ottawa

George L. Roberts, Education; Oshawa High School, Oshawa

Dr. Elizabeth Chant Robertson, Physician; Hospital for Sick Children, Toronto

Miss Esther J. Robertson, Nursing Consultant, Child and Maternal Health Division, Department of National Health and Welfare, Ottawa

Dr. E. J. Rosen, Child Psychiatrist; Director, Children's Unit, Toronto Psychiatric Hospital, Toronto

Dr. Murray G. Ross, President, York University, Toronto

Miss Doris Routly, Social worker; Salvation Army, London

Miss Helen Seeds, Toronto Branch, Victorian Order of Nurses, Toronto

R. A. Sim, Chief, Liaison Division, Department of Citizenship and Immigration, Ottawa

Miss Elsie Stapleford, Head of Nursery and Preschool Education, Department of Welfare, Province of Ontario, Toronto

Miss Ethel Stevens, Welfare Nursery and Day Care Centres, Toronto

Dr. C. G. Stogdill, Psychiatrist; Chief, Child Adjustment Services, Board of Education, Toronto

Dr. Donald P. Swartz, Obstetrician-Gynaecologist; Department of Obstetrics and Gynaecology, University of Western Ontario, London

Max Swerdlow, National Director of Education, Canadian Labour Congress, Ottawa

Mrs. J. D. Taylor, Parent, Hamilton

Miss Jessie Watters, Social Work; Casework Consultant, Metropolitan Toronto Children's Aid Society, Toronto

Dr. Jean F. Webb, Paediatrics; Chief, Child and Maternal Health Division, Department of National Health and Welfare, Ottawa

Miss Lindsay Weld, Director, Nursery School, MacDonald Institute, Guelph

Miss Jean Whitelaw, Social Worker; Canadian National Institute for the Blind, Toronto

Dr. Mary J. Wright, Professor, Department of Psychology, University of Western Ontario, London

William K. Wylie, Supervising Principal, Dundas Public Schools, Dundas

Quebec

C. R. M. Allan, Branch Manager, Bank of Montreal, Montreal

Mlle Ruth Aubin-Legendre, Registered Nurse, Compton County Health Unit, Cookshire

Louis Audet, Directeur, Service de l'Enseignement, Montreal

Gérard L. Barbeau, Commission des Ecoles Catholiques, Montreal

Mme L. deG. Beaubien, President, Hôpital Sainte-Justine, Montreal

Jean-M. Beauchemin, Executive Secretary, Fédération des Collèges Classiques, Montreal

Mlle Madeleine Bédard, Special Education; Montreal

Mlle Juliette Bégin, Social Work; Chef du Section, Service de Psychiatrie, Hôpital Sainte-Justine, Montreal

Mlle Marie A. Bertrand, Le Service de Protection de la Jeunesse, Montreal

Charles Bilodeau, Directeur de Recherche, Département de l'instruction Publique, Quebec

Dr. J. B. Boulanger, Psychologue; Université de Montreal, Montreal

Trefle Boulanger, Commission des Ecoles Catholiques de Montréal, Montreal

Guy Bourdeau, Psychologue; Montreal

Dr. Juanita Chambers, Psychologist; Montreal

Dr. Gustave Charest, Service de Santé, Ville de Montréal

Dr. Jean-Marc Chevrier, Psychologue; Institut de Réhabilitation de Montreal, Montreal

Dr. Gabrielle Clerk, Psychologist; Montreal

Abbé Pierre Cléroux, Visiteur ecclésiastique, Montreal

Dr. Jean-Marc Cordeau, Psychiatre Residente, Sainte-Justine Hôpital, Montreal

M. G. D'Ajzenberg, Physiotherapist; Montreal

Mlle G. Dallaire, Infirmière en chef, Service de Santé, Montreal

Fernand Dostie, Deputy Minister of Welfare, Province of Quebec, Quebec

Mrs. Marjorie M. Eason, Art Education; Arvida

Fred Elkin, McGill University, Department of Sociology, Montreal

Mme D. Fallaise, Sainte-Justine Hospital, Montreal

S. M. Finlayson, President, Canadian Marconi Co., Montreal

MISS M. FLANDER, Director, Nursing Education, Montreal Children's Hospital, Montreal

LOUIS D. GADOURY, Director, Service d'Orientation, Commission des Ecoles Catholiques, Montreal

REV. R. P. A. GAGNON, O.F.M., CAP., Secrétariat de L'A.C.E.L.F., Quebec

GUSTAVE GAUTHIER, Directeur, Clinique d'Orthophonie, Hôpital Sainte-Justine, Montreal

GUSTAVE GINGRAS, Executive Director, Rehabilitation Institute of Montreal, Montreal

M. J. GODBOUT, Social Worker; Laval-des-Rapides

MRS. SHEILA GOLDBLOOM, Social Worker; Westmount

REV. SHAUN GOVENLOCK, Assistant Director, School of Social Work, University of Montreal, Montreal

DR. ADÉLARD GROULX, Directeur, Service de Santé, Ville de Montréal

EDGAR GUAY, Assistant Deputy Minister, Ministry of Welfare, Quebec

DR. JEANNINE GUINDON, Psychologist, Centre d'Orientation, Montreal

DR. LORNE HAMILTON, Education; Protestant School Board of Greater Montreal, Montreal

DR. LAURENT HOUDE, Psychiatre, Hôpital Sainte-Justine, Montreal

ABBÉ P. HURTEAU, Directeur, La Société d'Adoption et de Protection de l'Enfance, Montreal

DR. ROBERT F. INGRAM, Executive Director, Montreal Children's Hospital, Montreal

DR. MYER KATZ, Associate Professor, School of Social Work, McGill University, Montreal

HON. EMILIEN LAFRANCE, Minister of Social Welfare, Province of Quebec, Quebec

MLLE THÉRÈSE LAVOIE, Travailleuse Sociale, Montreal Children's Hospital, Montreal

MONSIGNOR I. LUSSIER, P.D., Recteur, Université de Montréal, Montreal

MLLE YVETTE MAYRAND, Infirmière psy., Hôpital Sainte-Justine, Montreal

VERNON MCADAM, Boys Club of Canada, Montreal

MRS. MURIEL B. MCCREA, Executive Director, Children's Service Centre, Montreal

DR. J. T. MCILHONE, Education; Commission des Ecoles Catholiques, Montreal

M. A. MICHAUD, Directeur éd-physique, Commission des Ecoles Catholiques, Montreal

MLLE BERTHA MICHAUD, Directrice, Service Social-Médical, Hôpital Notre Dame, Montreal

DR. GILLES YVON MOREAU, Psychologue; Directeur du Collège St-Denis, Montreal

LAURENT MORIN, Directeur, Bureau de l'Enseignement du Dessin, Commission des Ecoles Catholiques, Montreal

GÉRARD NEVEU, Directeur Général de Service d'Assistance Sociale, Montreal

DR. MARGARET E. NIX, Associate Professor, Department of Health and Social Medicine, McGill University, Montreal

L. O'CONNELL, Montreal

JEAN-JACQUES PAQUET, Principal, Education; Montreal

Dr. L. P. Patterson, Principal and Administrator, School for Crippled Children, Montreal

L. Pelletier, Professeur, Bosco

Dr. C. Pomerleau, Médecin-Hygiéniste, Unité Sanitaire de Lévis, Lévis.

Dr. M. S. Rabinovitch, Director, Department of Psychology, Montreal Children's Hospital, Montreal

M. L'Abbé Reynald Rivard, D.Ph., Directeur Technique, Institut Psycho-Social, Trois-Rivières

Dr. J. Preston Robb, Neurologist; Director, Cerebral Palsy Clinic, Montreal Children's Hospital, Montreal

Ernest Romano, School principal; Montreal

Dr. Alan Ross, Physician-in-Chief, Montreal Children's Hospital, Montreal

Dr. Albert Royer, Physician-in-Chief, Sainte Justine Hôpital, Montreal

Mlle Marcelle Sainte-Martin, Travailleuse Sociale, Montreal

Gérard Saintonge, Principal, Montreal

Dr. W. Schiffmann, Physician-Neurologist, Sainte-Justine Hôpital, Montreal

W. F. Shepherd, Executive Director, Boys' Farm and Training School, Montreal

Sister Marie Hélène De-Sion, Directrice du centre du Formation des Jardinières d'Enfants, Montreal

Mrs. Lorna Sparrow, Executive Secretary, Cerebral Palsy Association of Quebec Inc., Montreal

Dr. John Stanley, Physician; Department of Psychiatry, Montreal Children's Hospital, Montreal

Clem Thibert, Psychologue, Montreal

Marcel Trahan, Greffier en chef conseiller juridique, Cour de Bien-Etre Social, Montreal

Mlle Monique Trottier, Social Caseworker, Centre d'Orientation, Montreal

Mlle Marcell Turcotte, Professeur, Université Laval, Quebec

Mrs. Jeanne D'Arc Lemay Warren, Law, Montreal

Dr. Mary Winspear, Principal, Weston School, Montreal

Nova Scotia

Rev. A. A. Beaton, Nazareth House, Sydney

Dr. H. B. Colford, Director of Child and Maternal Health, Nova Scotia Department of Public Health, Halifax

Miss Marjorie A. Cook, Teacher, Board of School Commissioners, Halifax

L. R. Denton, Psychologist, Cobequid Mental Health Clinic, Truro

Mrs. J. M. C. Duckworth, Parent Education, Halifax

Dr. F. A. Dunsworth, Director, Child Guidance Clinic, Dalhousie University, Halifax

Dr. Robert S. Grant, Paediatrician, Halifax

L. T. Hancock, Director, Maritime School of Social Work, Halifax

Daniel H. Johnson, Social Worker, Department of Public Welfare, Halifax

George W. MacKenzie, Chief Inspector of Schools, Nova Scotia Department of Education, Halifax

F. R. MacKinnon, Social Work, Deputy Minister, Nova Scotia Department of Public Welfare, Halifax

Rev. W. P. Oliver, Halifax

Dr. S. C. Robinson, Obstetrician, Halifax

Sister Mary Clare, Social Worker, Home of the Guardian Angel, Halifax

Miss Mary Usher, Teacher, Dominion

New Brunswick

T. W. Cushing, Teacher, Saint John

G. D. Bishop, Social Work, Children's Aid Society, Sackville

Miss Mary R. Bishop, Social Work, Saint John

Hon. W. R. Duffie, Minister of Welfare and Young, Province of New Brunswick, Fredericton

Dr. M. Herman, Public Health Physician, Bathurst

J. G. Leblanc, Director of Welfare, New Brunswick Department of Health and Social Services, Fredericton

John T. Murrant, Director of Youth, Province of New Brunswick, Fredericton

Dr. Stephen Weyman, Paediatrician, Saint John

Prince Edward Island

Dr. Malcolm Beck, Child Psychiatrist, Department of Mental Health, Charlottetown

Eugene A. MacDonald, Social Work, Director of Child Welfare, Province of Prince Edward Island, Charlottetown

Malcolm MacKenzie, Deputy Minister and Director of Education, Prince Edward Island Department of Education, Charlottetown

Kenneth Parker, Superintendent of Schools, Charlottetown

Newfoundland

Mrs. H. D. Rosenberg, Lecturer, Memorial University, St. John's

CO-OPERATING ORGANIZATION DELEGATES

ANGLICAN CHURCH OF CANADA
Rev. L. F. Hatfield, M.A., D.D.,
General Secretary,
Department of Christian Social
Service,
Toronto

ASSOCIATION OF JUNIOR LEAGUES
OF AMERICA
Miss B. J. Whitley,
Volunteer,
Montreal

BOY SCOUTS ASSOCIATION
Mr. Henry Seywerd, Director,
Research and Statistics,
Ottawa

CANADIAN ASSOCIATION FOR ADULT
EDUCATION
Dr. M. R. King,
Toronto

CANADIAN ASSOCIATION OF PHYSICAL
EDUCATION, HEALTH AND
RECREATION
Miss Nancy Cannon,
Y.W.C.A., Montreal

CANADIAN CATHOLIC CONFERENCE
Rev. Patrick J. Ambrose, Director,
Catholic Welfare Bureau,
Montreal

CANADIAN CONFERENCE ON
EDUCATION
Miss Caroline Robins,
Executive Secretary,
Ottawa

CANADIAN COUNCIL FOR CRIPPLED
CHILDREN AND ADULTS
Mr. Ray Auld,
Assistant Executive Director,
Ontario Society for Crippled
Children,
Toronto

CANADIAN COUNCIL OF CHURCHES
Rev. Kenneth S. Wills, B.A.,
Secretary,

Department of Christian
Education,
Toronto

CANADIAN DENTAL ASSOCIATION
Dr. H. K. Brown, Chairman,
Dental Public Health Committee,
Ottawa

CANADIAN GIRL GUIDES ASSOCIATION
Mrs. Wm. J. Hyde,
Housewife,
Montreal

CANADIAN HOME AND SCHOOL AND
PARENT-TEACHER FEDERATION
Mr. Douglas Walkington,
President,
Hudson, Quebec

CANADIAN HOME ECONOMICS
ASSOCIATION
Miss Margaret H. Pattillo,
Director,
Women's Service, Extension
Department,
University of Saskatchewan

CANADIAN JEWISH CONGRESS
Mr. Saul Hayes,
Executive Director,
Montreal

CANADIAN JUNIOR RED CROSS
Miss Kathleen Herman,
National Director,
Toronto

CANADIAN MEDICAL ASSOCIATION
Dr. F. W. Jeffrey,
Paediatrician,
Ottawa

CANADIAN MENTAL HEALTH
ASSOCIATION
Dr. J. D. Griffin,
General Director,
Toronto

CANADIAN NATIONAL INSTITUTE
FOR THE BLIND
Miss Doris Weaver,

Preschool Worker,
Toronto
CANADIAN NURSES ASSOCIATION
Miss M. Pearl Stiver,
General Secretary,
Ottawa
CANADIAN PAEDIATRIC SOCIETY
Members associated with
Conference
CANADIAN PHYSIOTHERAPY
ASSOCIATION
Mrs. S. G. Vatcher, Director,
Physiotherapy Department,
Montreal Children's Hospital,
Montreal
CANADIAN PSYCHIATRIC ASSOCIATION
Dr. Taylor Statten,
Child Psychiatrist,
Mount Royal, Quebec
CANADIAN PSYCHOLOGICAL
ASSOCIATION
Dr. K. S. Bernhardt,
Professor of Psychiatry,
University of Toronto, Toronto
CANADIAN PUBLIC HEALTH
ASSOCIATION
Dr. J. Ernest Sylvestre, Director,
Division of Nutrition, Maternal
and Child Hygiene, Department
of Health,
Province of Quebec, Quebec
CANADIAN WELFARE COUNCIL
Mr. Eric Smit, Executive Director,
Family and Child Welfare
Division,
Ottawa
CATHOLIC WOMEN'S LEAGUE OF
CANADA
Dr. Edith Peterkin,
Paediatrician,
Belleville
COMMUNITY PLANNING ASSOCIATION
OF CANADA

Mrs. J. R. Hoag,
National Councillor,
Regina
NATIONAL COUNCIL OF JEWISH
WOMEN OF CANADA
Mrs. B. Grossberg,
National Board Member,
Toronto
NATIONAL COUNCIL OF WOMEN
OF CANADA
Mrs. Saul Hayes,
National Vice-President,
Montreal
PRESBYTERIAN CHURCH IN CANADA
Mrs. J. B. Taylor,
Housewife,
Weston, Ont.
SALVATION ARMY
Sr. Captain Isabelle Maxwell,
Social Work,
Toronto
SOCIETY OF OBSTETRICIANS AND
GYNAECOLOGISTS
Dr. J. S. Henry,
Former President,
Montreal
UNITED CHURCH OF CANADA
Miss Olive D. Sparling, Secretary,
Children's Work and Vacation
Church Schools,
Toronto
VICTORIAN ORDER OF NURSES
Miss Jean Leask,
Director in Chief,
Ottawa
Y.M.C.A. NATIONAL COUNCIL
Mr. Gordon A. Hodge,
Boys' Work Secretary,
Toronto
Y.W.C.A. OF CANADA
Mrs. W. J. Whan,
Housewife,
Toronto

DONORS

Abitibi Power & Paper Co. Limited
Acer McLernon Incorporated
Mr. Gordon Adamson
Mrs. C. Addy
Alberta Oil Tool Co. Limited
Alberta Oxygen and Acetylene Co.
  Limited
Algoma Steel Corporation Limited
Anaconda American Brass Limited
Mr. J. H. Andrews
Andrea, Cole and Thompson Limited
Anglin-Norcross Corporation
Anonymous
The Arborite Co. Limited
Arnovitch and Leipsic Limited
Asbestos Corporation Limited
Ash Temple Limited
Auto Wheels and Supplies Limited

Baker Acceptance Corporation
Mr. T. D. Baker
Mr. Myer Bald
Bank of Montreal
Bank of Nova Scotia
Bankers Bond Corporation Limited
Banque Canadienne Nationale
Bathurst Power & Paper Co. Limited
L. G. Beaubien & Co. Limited
M. Louis P. Beaubien
Mr. G. M. Bell
The Bell Telephone Co. of Canada,
  Montreal
The Bell Telephone Co. of Canada,
  Toronto
The Most Rev. Gerald Berry, D.D.
Dr. Stanley C. Best
J. P. Bickell Foundation
Mr. J. Les Bodie
Bohemian Maid Brewing Co.
  Limited
Mr. R. R. Bonnycastle
Dr. Ben Bookhalter
Dr. Paul Bookhalter

Henry Borger & Son Limited
Robert R. Boronow Limited
G. A. Brakeley & Co. Limited
Mr. A. E. Branca, Q.C.
Braithwaites Limited
Brazilian Traction Light & Power Co.
  Limited
The British American Oil Co.
  Limited
British Columbia Electric Co.
  Limited
British Columbia Forest Products
  Limited
British Columbia Telephone
  Company
British Ropes Canadian Factory
  Limited
Mr. Peter Bronfman
Brotherhood of Railway & Steamship
  Clerks, Freight Handlers, Express
  & Station Employees
Bruck Mills Limited
Burns Brothers & Co. Limited
Mr. R. J. Burns

Caisse Nationale d'Economie
Calgary Brewing & Malting Co.
  Limited
Mrs. Dorothy Cameron
Campbell Construction Co. Limited
Hon. G. P. Campbell
Hon. Ralph O. Campney, Q.C.
Canada Bread Co. Limited
Canada Life Assurance Company
Canada Malting Co. Limited
Canada Permanent Mortgage
  Corporation
The Canada Starch Co. Limited
The Canada Valve & Hydrant Co.
  Limited
Canadair Limited
Canadian Aviation Electronics
  Limited

The Canadian Bank of Commerce
Canadian Brotherhood of Railway,
    Transport & General Workers
Canadian Chemical Co. Limited
Canadian Comstock Co. Limited
Canadian Corporate Management
    Co. Limited
Canadian Fina Oil Limited
The Canadian Fire Insurance
    Company
Canadian Forest Products Limited
Canadian General Electric Co.
    Limited
The Canadian Indemnity Company
Canadian Kodak Co. Limited
Canadian Labour Congress
Canadian Mental Health Association
Canadian Motorola Electronics
    Limited
Canadian Oil Companies Limited
Canadian Petrofina Limited
Canadian Pittsburgh Industries
    Limited
Canadian Pratt & Whitney Aircraft
    Co. Limited
Canadian SKF Company Limited
Canadian Thermos Products Limited
Canadian Vickers Limited
Canadian Western Natural Gas Co.
    Limited
The Carling Breweries (Manitoba)
    Limited
The Carling Breweries
    (Saskatchewan) Limited
A. V. Carlson Limited
Miss Anne Carmichael
Carnation Co. Limited
Mr. Hugh C. Cayley
Central Conference of Teamsters,
    Canadian Division
Chambers, Might, Saucier, *et al.*
Mr. Arthur U. Chipman
Chipman Chemicals Limited
Mr. S. C. Chittick
Christie's Bread Limited
Mr. Phillip Chutter
CIBA Company Limited
Mr. S. C. T. Clarke
Coast Steel Fabricators Limited

Coca-Cola Limited
Cochrane-Dunlop Hardware Limited
Cochran, Murray & Co. Limited
Cockfield, Brown & Co. Limited
Mr. Thomas H. Coffin
Collins and Cowan
Combined Enterprises Limited
Commonwealth Drilling Co. Limited
Connolly Marble, Mosaic & Tile Co.
    Limited
Consolidated Building Corporation
    Limited
Consolidated Mining & Smelting Co.
    of Canada Limited
Consumers Glass Co. Limited
H. Corby Distillery Limited
William E. Coutts Co. Limited
The Harold Crabtree Foundation
Creed Furs Limited
Crown Cork & Seal Co. Limited
Crown Trust Company, Calgary
Crown Trust Company, Toronto
Crown Zellerbach Canada Limited
Crystal Glass & Plastics Limited
Hon. Mr. Justice E. M. Culliton
S. Cunard & Co. Limited

Mr. G. W. Dallin
Danforth Discount Limited
Danforth Hotel Limited
Davis Leather Co. Limited
Mr. Allan Day
Day Nursery Centre
DeBlois Brothers Limited
Delcitte, Plender, Haskins & Sells
Distillers Corporation Limited
Diwalt Sales Limited
Mr. S. G. Dobson
The Dodds Medicine Co. Limited
Dominion Envelope Co. Limited
Dominion Foundries & Steel Limited
Dominion Gasket & Manufacturing
    Co. Limited
Dominion Road Machinery Co.
    Limited
Dominion Securities Company
Dominion Stores Limited
Hon. T. C. Douglas
Dow Brewery Limited

Dow Chemical Company of Canada
Duplate Canada Limited
DuPont Company of Canada (1956)
Limited

Eastern Power Devices Limited
Eaton's of Canada (Winnipeg)
The T. Eaton Co. Limited
Emco Limited
Equitable Securities Canada Ltd.
Hon. J. Walter Erb
Essex Packers Limited
T. H. Estabrooks Co. Limited
Dr. G. J. Evenden
Excelsior Life Insurance Company

Fiberglass Canada Limited
Mr. G. R. Filliter
Financial Collection Agencies
Limited
Fisheries Association of British
Columbia
Forano Limited
The Foundation Co. of Canada
Limited
Mr. J. B. Francis
Frankel Steel Construction Limited
Charles E. Frosst & Company

W. J. Gage Limited
Gardiner Watson Limited
Gazette Printing Co. Limited
General Distributors Limited
General Films Limited
General Foods Limited
Mr. Bertrand Gerstein
The Frank Gerstein Charitable
Foundation
Mr. Marvin Gerstein
Gestetner (Canada) Limited
Mr. J. Grant Glassco
Mrs. L. Goldman
Goodman and Goodman
The Goodyear Tire & Rubber Co. of
Canada Limited
Mr. A. E. Grauer
The Great Atlantic & Pacific Tea Co.
Limited

The Great-West Life Assurance
Company
Gutta Percha and Rubber, Limited

Mr. R. E. Haldenby
Harding Carpets Limited
Harlequin Books Limited
Harvey Morrison & Company
Mr. S. G. Harwood
Havelock Home Bottling Co. Limited
Mr. Arnold F. C. Hean
George H. Hees Co. Limited
H. J. Heinz Company of Canada
Limited
Mr. T. B. Heney
Herring & Company Limited
Hinde and Dauch Paper Co. of
Canada Limited
The Hobart Manufacturing Co.
Limited
The Hoover Company Limited
Mr. Grant Horsey
Miss Olive Hosmer
The Hospital for Sick Children
Household Finance Corporation of
Canada
Mr. H. A. Howard
Howard Smith Paper Mills Limited
Hudson's Bay Company (Calgary)
Hudson's Bay Company (Edmonton)
Hudson's Bay Company (Winnipeg)
Hudson's Bay Oil and Gas Co.
Limited

The Imperial Bank of Canada
The Imperial Flo-Glaze Paints
Limited
Imperial Oil Limited
Imperial Optical Co. Limited
Imperial Tobacco Co. of Canada
Limited
Industrial Acceptance Corporation
Inland Cement Company Limited
Interlake Tissue Mills Co. Limited
International Parts (Canada)
Limited
International Resistance Co.
Limited

International Union of Electrical,
Radio and Machine Workers
Interprovincial Pipe Line Company
Island Fertilizers Incorporated
Mr. Charles H. Ivey

James Investments Limited
Jenkins Groceteria Limited
Mr. George L. Jennison
Jewish Child and Family Service,
Winnipeg
Jewish Family Service Agency,
Vancouver
Dr. Walter H. Johns
S. C. Johnson & Son Limited
Jordan and Jordan
Mr. Franc R. Joubin

Dr. Ben Kanee
Mr. John Kennedy
Dr. Margery King
Kingston Whig-Standard Co.
Limited
Kitchen Installations
The Leon and Thea Koerner
Foundation
Mr. Walter C. Koerner
Kramer Tractor Co. Limited

Laidlaw Foundation
R. Laidlaw Lumber Co. Limited
Mr. W. C. Laidlaw
Mrs. Stanley B. Laing
Mr. B. E. Langfeldt
Mr. G. R. Larkin
Messrs. Lee and Martin
Lever Brothers Limited
Levinter, Grossberg, Shapiro and
Dryden
Levy Auto Parts Co. Limited
Lilo-Rail of Canada Limited
Lily Cups Limited
Mr. A. J. Little
Hon. W. S. Lloyd
London Free Press Printing Co. Ltd.
The London Life Insurance
Company
Mr. J. H. Long
Mr. J. R. Longstaffe

Dr. J. F. McCreary
Mr. Neil H. McDiarmid
McGill Drug Limited
Dr. Mary McKenty
MacLean-Hunter Publishing
Company
Dr. J. M. MacLennan
Mr. R. J. McMaster
MacMillan, Bloedel & Powell
River Ltd.
George A. McNamara Memorial
Foundation
McPherson, Leslie & Tyerman
Mr. D. R. McRobie
Manitoba Federation of Labour
The Manitoba Teachers' Society
Mr. F. C. Mannix
The Manufacturers Life
Insurance Co.
The Maritime Life Assurance
Company
Mr. Gordon T. Marshall
Dr. J. K. Martin
Mr. H. Mendgen
The Mercantile Bank of Canada
John Millen & Son Limited
Minden, Pivnick and Gross
The Mining Corporation of Canada
Limited
Mr. George M. Mitchell
The Robert Mitchell Co. Limited
Molson's Brewery Limited, Montreal
Molson's Brewery (Ontario)
Limited
Mr. John H. Molson
Mr. T. H. P. Molson
Monarch Knitting Co. Limited
Montreal Bronze Limited
Montreal Locomotive Works Limited
Montreal Standard Publishing Co.
Limited
Montreal Trust Company
Moody and Moore Limited
Moore Business Forms Limited
Mount Royal Paving and Supplies
Limited

Napanee Iron Works
National Cash Register Co. of
Canada Limited

National Council of Jewish Women
National Trust Co. Limited
(Calgary)
National Trust Co. Limited
(Toronto)
Mr. Nathan T. Nemetz, Q.C.
Nesbitt, Thompson and Co. Limited
Newman and Newman
Mr. Frank J. Newson
Mr. J. R. Nicholson
Nickle Foundation
Northern Pigment Co. Limited
Northwestern Industries Limited
Northwestern Utilities Limited

Oelbaum Bros. Joint Investments
The Ogilvie Flour Mills Co. Limited
James A. Ogilvy's Limited
O'Keefe Brewing Company Limited
Mr. Earl M. Olts
Ontario Federation of Labour—
C.L.C.
Orange Crush Limited
Osler, Hammond & Nanton Limited
Overseas Commodities Limited
Mr. G. A. Owen

Palmer Electric Co. Limited
Parkfield Construction Co. Limited
Professor John Paul
Peace River Glass Co. Limited
Peoples Credit Jewellers Limited
Pepsi-Cola Company of Canada
Limited
Mr. Tom Percival
Pfizer Corporation
Philips Electronics Industries
Limited
Philip Gies Foundry Limited
Pollock's Shoes Limited
Powerlite Devices Limited
Prairie Rose Manufacturing Co.
Limited
Precision Instruments Incorporated
Dr. L. L. Prefontaine
Premier Steel Mills Limited
The Procter & Gamble Co. of
Canada Limited
The Provincial Bank of Canada

F. P. Publications Limited
Mr. H. M. Puddington

RCA Victor Company Limited
Mr. Wm. M. Rait
Mr. James B. Redpath
E. D. Reid Produce Limited
Reliance Electric & Engineering
(Canada) Limited
Remington Rand Limited
Reynolds Aluminum Company of
Canada Limited
James Richardson & Sons
Messrs. Riddell, Stead, Graham &
Hutchison
Mr. B. H. Rieger
Rio Tinto Mining Company of
Canada Ltd.
Fred Rodenhiser's Electrical Store
Rogers Radio Broadcasting
Company Ltd.
Rolph-Clark-Stone Limited
Ronson Products of Canada Limited
Mr. Norman Rothstein
The Royal Bank of Canada
The Royal Trust Company
Russell Industries Limited
Russell Motors Limited

Sainthill-Levine & Company
Limited
Salada-Shirriff-Horsey Limited
Mr. H. E. Sampson
Sandwell International Limited
Sangamo Company Limited
Savage Shoes Limited
M. F. Schurman Company Limited
Scythes & Company Limited
Searle Grain Company Limited
Selkirk Metal Products Limited
Service Garment Company Limited
The Shawinigan Water & Power
Company
Sheraton Hotels Limited
Shriro (Canada) Limited
Sicks' Brewers Limited
The Robert Simpson Co. Limited
N. Slater Company Limited
Mr. Julian B. Smith
Mr. Ronald G. Smith

Society for Crippled Children &
    Adults of Manitoba
The Southam Company Limited
Sovereign Life Assurance Company
    of Canada
Miss Anna Speers
Sportswear Union, Local 199
E. R. Squibb & Sons of Canada
    Limited
Standard Chemical Limited
Station CKCK—Radio Broadcasting
Station CKCK—Television
Stedman Brothers Limited
The Steel Company of Canada
    Limited
Mr. B. R. Steen
Steinberg's Limited
Mr. John Stevenson
John Stevenson & Associates
Mr. Donald H. Stewart
Stovel-Advocate Press Limited
Sun Life Assurance Co. of Canada
Superior Propane Limited
Sylvania Electric (Canada) Limited
The Synod of the Diocese of
    Rupert's Land

Tahsis Company Limited
Taylor, Pearson & Carson (Canada)
    Limited
Teamsters, Chauffeurs, Warehouse-
    men and Helpers, Local 880
Mr. R. deV. Terroux
Terroux & Company
Mr. D. S. Thomas
Mr. Paul Thorkelsson
Toronto Brick Company Limited
Toronto Carpet Manufacturing Co.
    Limited
The Toronto-Dominion Bank
    (Ontario)
The Toronto-Dominion Bank
    (Alberta)
Toronto Elevators Limited
The Toronto Star Limited
Toronto General Trusts Corporation
Toronto Joint Board Amalgamated
    Clothing Workers of America
Trianon Limited

Mr. J. M. Turnbull

Underwood Limited
Union Carbide Canada Limited
Union Gas Company of Canada
    Limited
United Automobile-Aircraft-
    Agricultural Implement Workers
    of America
The United Church of Canada
    (Saskatchewan)
United Gas Limited
United Packinghouse Workers of
    America
United Rubber, Cork, Linoleum and
    Plastic Workers of America
United Stationery Company Limited
United Steelworkers of America

Vancouver Rolling Mills Limited
Van Kirk Chocolate Corporation
    Limited
Ventures Limited
Victoria Paper Company Limited
Volkswagen Canada Limited

Col. Hugh M. Wallis
Mr. M. M. Walter
B. R. C. Weldmesh Limited
Western Machine and Engineering
Western Supplies Limited
Mr. A. O. White
Mr. Norman Whitmore
Mr. H. J. Whyte
Wills, Bickle & Company Limited
Wingold Construction Company
    Limited
City of Winnipeg
The Winnipeg Foundation
The Winnipeg Supply & Fuel Co.
    Limited
Wonder Bakeries Limited
Wood, Gundy & Co. Limited
Mr. D. M. Woods
Mr. P. W. Wright

Yarrows Limited
Yolles Furniture Company Limited

Zenith Electric Supply Limited